AF458738

ETUDE

SUR LES

SYPHILIS IGNORÉES

PAR

Louis JUMON,

Docteur en médecine de la Faculté de Paris,
Ancien externe des hôpitaux de Paris,
Médaille de bronze de l'Assistance publique.

PARIS
LIBRAIRIE ALEXANDRE COCCOZ
11, RUE DE L'ANCIENNE-COMÉDIE, 11.

1880

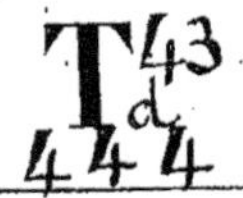

ETUDE

SUR LES

SYPHILIS IGNORÉES

PAR

Louis JUMON,
Docteur en médecine de la Faculté de Paris,
Ancien externe des hôpitaux de Paris,
Médaille de bronze de l'Assistance publique

PARIS
LIBRAIRIE ALEXANDRE COCCOZ
11, RUE DE L'ANCIENNE-COMÉDIE, 11.

1880

ÉTUDE

SUR

LES SYPHILIS IGNORÉES

AVANT-PROPOS.

On sait que les manifestations de la syphilis, grâce à de nombreux travaux originaux et monographies étendent fort loin leurs atteintes dans l'organisme; il n'est pas d'organe nécessaire à la vie qui ne puisse être touché par la syphilis. Celle-ci ne se borne pas seulement à des lésions dont les caractères objectifs facilitent le diagnostic. Aussi, beaucoup de troubles fonctionnels n'ayant par eux-mêmes rien de pathognomonique qui pût trahir leur origine syphilitique, n'ont pas manqué, dans le principe, d'être rapportés à une affection vulgaire, sans liaison avec la diathèse. On n'a compris leur relation que par leur association fréquente avec la syphilis et par le succès du traitement spécifique appliqué au début, sans doute à titre d'essai. Bon nombre de malades ont bénéficié de ce fait que la vérole n'a pas que des manifestations spéciales, caractéristiques, mais qu'elle prend dans ses allures le masque d'autres affections. Il est évident que les syphiliographes ayant, outre l'avantage numérique des observations, une connaissance plus intime de la diathèse, étaient mieux placés que les autres médecins pour trouver ces relations. Ces faits sont fort importants à connaître pour l'ordre d'idées que nous avons développées dans ce travail. Chaque jour, au lit du malade, notre maître éminent M. le professeur Fournier insiste sur le fait fréquent de ces malades qui ont la syphilis sans le savoir. Il montre l'intérêt pratique qui s'y rattache au point de vue de ses conséquences et des conditions spéciales qui créent au médecin des obligations à remplir. Peut-être n'aurions-nous pu, par nos seules forces, prendre à charge ce travail sans l'assistance précieuse que M. le professeur Fournier nous a prêtée ; c'est avec reconnaissance que nous nous sommes senti guidé par les leçons inédites qu'il a bien voulu nous confier. Après nous être efforcé de tracer, d'après les observations, l'histoire de ces syphilis ignorées, nous avons tâché de résoudre les questions qui surgissent naturellement de ces faits. Comment une syphilis peut-elle passer inaperçue ? Quelles sont les circonstances qui favorisent son évolution muette? Quelles sont, pour le malade, les conséquences d'une syphilis ignorée ? Et le médecin, que doit-il faire devant un trouble fonctionnel qu'il suppose dépendre d'une lésion syphilitique cachée? La solution de ces questions nous paraît ressortir des faits mêmes exposés ; c'est d'elle que dépend en particulier la santé, quelquefois la vie du malade, et peut-être au point de vue général une diminution du nombre de ces syphilis dont on connaît mieux les modes de dissémination. Il était donc d'un grand intérêt de recueillir et de grouper ces faits, d'en tirer les conséquences pratiques, sur lesquelles peu de travaux avaient insisté.

Nous saurons gré au lecteur d'oublier les imperfections de ce travail, pour ne conserver que les préceptes utiles qu'il peut contenir et dans lesquels on reconnaîtra peut-être les enseignements de notre maître.

PREMIÈRE PARTIE

CHAPITRE PREMIER.

Définition du terme syphilis ignorée. — Distinction d'une syphilis niée ou dissimulée. — Fréquence des syphilis ignorées suivant les classes de la société, suivant les diverses périodes de la syphilis.

Toute syphilis acquise a pour accident initial, obligé, un chancre induré. Du jour où cette loi pathologique a définitivement pris droit de cité dans la science, les observateurs, frappés de certaines exceptions, les ont fait valoir pour étayer parallèlement à côté de la doctrine restée classique l'hypothèse de la vérole d'emblée. Cette loi pathologique si bien établie est actuellement acceptée par tous les médecins, non comme un dogme, mais comme une loi reposant sur une démonstration aussi rigoureuse que celle d'une loi physique. On sait, de plus, qu'il y a dans la succession des divers phénomènes morbides présentés par le malade après l'éclosion de l'accident initial, une régularité typique dans la marche de ces accidents, qui constituent par ce caractère l'évolution de la vérole que la clinique a distinguée en période secondaire et période tertiaire. Or, voici ce qu'on a souvent l'occasion d'observer en clinique :

Un malade adulte se présente avec une lésion qui, après examen minutieux, — semble, par sa marche et ses caractères objectifs, ne devoir être rapportée qu'à la syphilis. On interroge le malade sur ses antécédents spécifiques, pas de résultat ; le malade nie avoir eu la série des accidents qu'on lui énumère. Il affirme n'avoir jamais eu la syphilis. Cependant le médecin passe outre et institue le traitement spécifique et l'on voit la lésion qui jusque-là était stationnaire ou progressive guérir avec cette rapidité qui en démontre la nature. La lésion était bien syphilitique, cela est démontré par le résultat du traitement, mais le malade ignorait sa maladie, il avait la syphilis sans le savoir. C'est là ce que nous appellerons, suivant l'expression abréviative due à M. Fournier, une « syphilis ignorée ».

L'impression produite par l'accouplement de ces deux mots est de prime abord singulière. Voici une diathèse qui traduit ses effets par de nombreuses et visibles lésions surtout au début, qui de plus est l'objet, pour nombre de personnes, d'une profonde terreur, comment croire qu'elle ait pu pénétrer à l'insu de ceux qui la portent, qu'elle puisse évoluer sans éveiller l'attention dans ses premières étapes et après un long entr'acte, se réveiller dix, quinze ou vingt ans plus tard, avec une lésion qui en est, pour le malade, la première nouvelle? Quelque paradoxal qu'il paraisse, le fait n'en est pas moins certain. Tous les médecins qui ont vieilli dans la pratique, surtout les syphiliographes, se plaisent à reconnaître qu'ils ont soigné et guéri des malades porteur de lésions syphilitiques, et à propos desquels ils avaient dû se passer de la certitude donnée par les antécédents. Ce fait peut être interprété de deux façons : la syphilis est ou paraît ignorée; ou bien réellement les premiers accidents syphilitiques ont passé inaperçus, ou bien le malade s'efforce de nier la vérole et ses antécédents au médecin. Beaucoup de praticiens adoptent cette dernière explication; il en est d'autres qui croient de bonne foi ou de parti pris qu'il s'agit, dans ces cas, d'accidents non syphilitiques, mais que le médecin traite comme tels. Cette dernière objection n'est pas acceptable. Il s'agit bien dans les exemples invoqués d'accidents de nature syphilitique bien démontrée et évidente pour tout le monde ; démontrée par les caractères extérieurs, par la marche des lésions, par une foule de circonstances méticuleusement pesées, enfin par le résultat du traitement.

D'autre part, que bon nombre de syphilis sans antécédents soient des syphilis dissimulées, le fait n'est pas douteux. La vérole a, par sa nature, son mode de contagion, son origine exclusivement vénérienne pour le public, le privilège de faire naître l'aversion autour d'elle. C'est la « maladie honteuse » par excellence, que l'on veut cacher ; de là les réticences du malade vis-à-vis du médecin. Bien des malades, surtout les femmes, tromperont toujours leur médecin et, dans bien des cas, ces négations intéressées tiennent la place de l'inconscience. Qu'on en juge par les notes de mon maître M. Fournier, que je reproduis textuellement ici :

« Il ne se passe guère de quinzaine où j'aie dans mon cabinet la conversation suivante avec un client ou une cliente, venant me consulter pour un accident quelconque :

« — Ceci, Monsieur, est de la syphilis. — Vous avez donc eu la syphilis?

« — Oui, Monsieur!

« — Est-ce que déjà votre médecin ne vous a pas prescrit un traitement antisyphilitique?

« — Non, Monsieur.

« — Comment cela? On a dû vous questionner sur vos

antécédents, vous demander si vous n'aviez pas eu des chancres ou des accidents secondaires quelconques.

« — Certes, oui, Monsieur, mon médecin habituel m'a fait plusieurs fois cette demande, mais j'ai protesté; je lui ai répondu que je n'avais rien eu. Vous pensez bien qu'on ne confie pas ces choses-là à tout le monde. D'ailleurs, mon médecin habituel traite ma femme, traite ma famille, la famille de ma femme. Je ne veux pas que l'on sache par lui que j'ai eu la vérole. Donc, j'ai nié absolument la vérole. Mais à vous, que je viens consulter pour cela, qui ne me connaissez pas et qui me traitez pour la première fois, il ne me coûte rien d'avouer que j'ai eu la vérole.

« Les femmes surtout, spécialement, sont étonnantes d'aplomb et de sang-froid à ce point de vue. Elles mentent avec une assurance, avec une ténacité et en même temps avec une telle apparence de sincérité naïve que les plus sceptiques s'y laissent prendre. Que de fois n'ai-je pas entendu telle ou telle femme me dire : Oui, j'ai dit à mon médecin que je n'ai pas eu la syphilis, et je lui dirai toujours la même chose. Jamais je n'avouerai, on me couperait en morceaux (c'est l'expression consacrée); ou bien encore : « Je me laisserais guillotiner plutôt que d'avouer cela.

« Mais il y a plus. C'est que parfois la vérole est dissimulée par les malades à leur médecin dans les circonstances les plus graves, alors que de leur dissimulation peut résulter pour eux un préjudice des plus importants, alors qu'on leur fait comprendre, qu'on leur répète à satiété qu'il y va de leur guérison, de leur vie, qu'un aveu pourra les sauver, etc.

« J'ai entendu de mes oreilles un malade de province affecté d'hémiplégie me raconter qu'il avait dissimulé ses antécédents à son médecin ordinaire, qui l'interrogeait anxieusement sur ce point et reniait la syphilis au péril de sa vie. »

Donc, dans bon nombre de cas, les syphilis sans antécédents devront être rangées dans la catégorie des syphilis dissimulées. Mais certaines circonstances peuvent servir à montrer que le malade est bien de bonne foi dans la négation de tout antécédent et que son ignorance n'est pas un jeu prémédité.

Tels sont les malades qui nient avoir eu la syphilis et qui d'eux-mêmes énumèrent toute la série des accidents auxquels ils ont été sujets, tout en manifestant un grand désir d'éclairer leur médecin. D'autres ne se cachent pas pour avouer s'être exposés à la contagion et qui pourtant ne se sont jamais connu à un moment donné d'accidents syphilitiques. Enfin l'ignorance est bien réelle chez la plupart des malades qui fréquentent les hôpitaux. Leur sincérité ne peut être soupçonnée, car beaucoup ne comprennent que vaguement les questions qu'on leur pose, ne se soucient guère de leur passé pathologique et englobent dans une seule espèce toute la série des accidents vénériens. L'interrogatoire adroit du médecin peut également bien souvent déjouer les tentatives de dissimulation.

D'après cela, on ne peut douter de l'existence de ces syphilis ignorées et de bonne foi méconnues.

Les syphilis ignorées sont fréquentes, tellement que les médecins syphiliographes ou non n'en sont plus à tenir compte de la négation des antécédents et en leur défaut prescrivent, en face d'une lésion de nature syphilitique évidente, le traitement spécifique. Le résultat thérapeutique est la justification de cette façon d'agir.

On peut juger de cette fréquence par la statistique fournie par les malades du service de M. le professeur Fournier.

En 1876 on trouve chez les hommes :

1 syphilis ignorée à la période secondaire sur 19 syphilitiques.

4 syphilis ignorées à la période tertiaire sur 21.

Chez les femmes :

1 syphilis ignorée à la période secondaire sur 16.

5 syphilis ignorées à la période tertiaire sur 10.

En 1877. Chez les hommes :

3 syphilis secondaires ignorées sur 80.

1 syphilis tertiaire ignorée sur 32.

Chez les femmes :

2 syphilis secondaires ignorées sur 19.

5 syphilis tertiaires ignorées sur 10.

En 1878 (statistique de M. Chuquet, interne du service).

Chez les hommes :

4 syphilis secondaires ignorées.

4 syphilis tertiaires ignorées sur un total de 68 cas.

Chez les femmes :

12 syphilis secondaires ignorées.

22 syphilis tertiaires ignorées sur un total de 71 cas.

En 1879. Chez les hommes :

4 syphilis secondaires ignorées sur 71.
6 syphilis tertiaires ignorées sur 21.
Chez les femmes :
5 syphilis tertiaires ignorées sur 13.

En 1880. Chez les hommes :

3 syphilis secondaires ignorées sur 24.
6 syphilis tertiaires ignorées sur 26.
Chez les femmes :
16 syphilis secondaires ignorées sur 51.
22 syphilis tertiaires ignorées sur 31.

Ces chiffres peuvent paraître exagérés ; et, en effet, ils ne peuvent être tenus pour l'expression absolue de la vérité, car ils ont été fournis par la clientèle d'hôpital où les syphilis ignorées sont beaucoup plus fréquentes que dans la clientèle de ville. Quelles différences entre ces deux catégories de malades ! Dans les classes élevées, l'homme beaucoup mieux soigneux de sa personne est de bonne heure au courant de tout ce qui concerne la vérole par la conversation, la lecture ne fût-ce que de la quatrième page des journaux. Il sait les conséquences de sa témérité, surveille les attaques de son ennemi et à la moindre alerte court chez le médecin se renseigner. Aussi est-il assez rare de rencontrer chez lui la vérole à l'état ignoré ou latent. Au contraire, dans les classes inférieures, soucieux du lendemain, l'ouvrier attaché à son labeur quotidien se préoccupe peu de tout accident qui ne l'arrête pas dans son travail. Qu'on ajoute à cela l'ignorance fréquente et absolue des premières notions d'hygiène, et l'on comprendra sans peine pourquoi les gens du peuple se laissent facilement gagner à leur insu par la vérole.

De plus, il ressort avec une grande évidence de la statistique rapportée plus haut que la syphilis ignorée est beaucoup plus fréquente chez la femme que chez l'homme. En additionnant les résultats on trouve que sur 126 cas de syphilis ignorées 36 seulement se rapportent à l'homme, et 90 sont fournies par des femmes. On trouve la raison de cette différence dans les conditions dissemblables dans lesquelles se trouvent les deux sexes à cet égard. L'homme, en effet, connaît l'ennemi de bonne heure, il en entend parler avant de s'y être exposé et certains pères de famille ne manquent pas de conseiller à leurs enfants sortant du collège une visite au musée Dupuytren. Aussi le jour où il en subit les atteintes a-t-il bien moins de chances pour les laisser passer inaperçues.

La femme, au contraire, par nature et par éducation ne se doute pas de son existence ; on fait tout au monde pour la laisser dans l'ignorance de telles choses, et c'est même à la faveur de cette ignorance naïve que nombre de syphilis apportées par le mari au foyer conjugal ont pu être dissimulées à la femme.

Enfin, il est un troisième fait qui ressort des éléments de cette statistique, à savoir la prédominance considérable des syphilis ignorées arrivées à la période tertiaire sur celles qui, également ignorées, n'en sont encore qu'à l'étape secondaire. Ainsi sur 280 cas de syphilis secondaire 46 seulement ont passé inaperçues des malades, tandis que sur 148 cas de syphilis tertiaire on trouve 77 cas où les malades affirment n'avoir jamais eu la syphilis. De sorte que, toute proportion gardée, la syphilis ignorée dans la période tertiaire est presque 4 fois (exactement 3 fois, 8) plus fréquente que dans la période secondaire.

C'est là un résultat sur lequel nous nous expliquerons. Nous allons d'abord chercher à nous rendre compte de ce fait bien démontré, acquis par l'observation, à savoir comment la syphilis peut rester ignorée de celui qui en est infecté.

CHAPITRE II.

I. Hypothèses par lesquelles on peut expliquer une syphilis ignorée :
1° Hypothèse d'une syphilis héréditaire ;
2° Hypothèse de la vérole d'emblée.
Les syphilis ignorées ne sont explicables par aucune de ces hypothèses.

II. Circonstances étrangères à la maladie, qui exposent les malades à ignorer leur syphilis.

III. La syphilis peut de par ses manifestations être ignorée des malades ou méconnue.

I

Lors donc qu'un sujet se présente dans de telles conditions porteur d'un accident spécifique tout à fait caractéristique, et qu'il récuse énergiquement tous les symptômes qu'on lui énumère et qui appartiennent en propre aux premières époques de l'infection, pouvons-nous admettre, comme on l'a admis autrefois, que la vérole a fait son entrée chez lui sans effraction, en dérogeant à cette loi qui place obligatoirement un chancre au début de toute syphilis acquise.

Nous avons, en effet, à discuter ici deux points sans lesquels on ne pourrait admettre sans contestation une syphilis ignorée. En premier lieu, savons-nous bien si ces faits n'appartiennent pas à une syphilis héréditaire ? En second lieu, ces faits peuvent-ils s'expliquer par la vérole d'emblée.

1° *Syphilis héréditaire.* — On comprend à la rigueur qu'un sujet ayant reçu de ses ascendants, en naissant, la syphilis, puisse paraître indemne pendant toute une série d'années, puis que tout à coup sous l'influence d'une cause déterminante accessoire la diathèse se démasque par une gomme, une syphilide cutanée, etc. Ce fait, qui sert à caractériser une diathèse, se montre encore avec beaucoup plus d'évidence quand il s'agit de la syphilis. Mais comment admettre qu'une syphilis se manifestant tardivement, à un âge plus ou moins avancé, par un accident tertiaire ait pour origine l'hérédité? La syphilis, en effet, est trop pleine de périls, se signale par trop d'accidents dans le bas âge et l'adolescence pour que le malade puisse en perdre le souvenir ou qu'elle passe inaperçue de ceux qui prennent soin du malade. La syphilis macule profondément chaque étape de cette première époque de la vie, et le souvenir viendrait-il à se perdre que toujours les traces indélébiles des accidents seraient présentes pour en tenir lieu. Or, chez nos malades rien de semblable ne se présente. Ils ont pour la plupart tous été bien portants dans leur vie. Beaucoup ne présentent sur le corps aucune lésion passée et la lésion présente est un fait isolé qui seul témoigne de l'existence de la syphilis aussi énergiquement qu'un crachat rouillé atteste une pneumonie. Les accidents étudiés dans ces exemples cliniques ne sont pas de l'ordre de ceux qui se rattachent à l'hérédité.

Dans son travail inaugural fait sous l'inspiration de M. Horand, médecin de l'Antiquaille, M. Augagneur (1)

(1) Augagneur. De la syphilis héréditaire tardive. Thèse de Lyon, 1879.

n'hésite pas à conclure que toutes ces syphilis sans antécédents doivent être rattachées à l'hérédité tardive. Presque toutes les observations de syphilis tertiaires qu'il cite ont trait à des sujets âgés de moins de 18 à 20 ans ; sur plusieurs d'entre eux on constate la trace d'accidents syphilitiques antérieurs. Pour ces derniers, il ne nous répugne nullement d'admettre qu'il y a beaucoup de présomptions en faveur de l'origine héréditaire de leur syphilis; mais encore ne s'agit-il que d'une présomption ? D'autre part, dans quelques observations citées de syphilis tertiaire tardive : femme, 65 ans, gomme (Melchior Robert); — femme, 42 ans, perforation du voile (Melchior Robert); — homme, 44 ans, lésion naso-pharyngienne (Ricord), l'absence d'antécédent ne prouve pas qu'il s'agisse de syphilis héréditaire, quoique l'auteur lui-même conclue que cette absence d'antécédent et la nature des lésions ne laissent guère de place à d'autre interprétation. Le fait est possible, mais, cela ressort des raisons données plus haut, il doit être rare. On peut dire que presque tous ces cas de syphilis sans antécédents présentés par les adultes ne sont que des syphilis dont le passé est resté ignoré du sujet ; la meilleure preuve à en donner est de montrer en flagrant délit d'ignorance le malade porteur d'une lésion syphilitique à chacune des périodes d'évolution de la syphilis.

Le diagnostic de la qualité syphilitique des accidents ne peut pas davantage être discuté. S'agit-il du vivant, la lésion est palpable et visible, c'est une gomme ou une syphilide cutanée par exemple ; si la lésion est viscérale, la qualité de la lésion est démontrée par le résultat du traitement spécifique quand même. Enfin, des sujets ont été autopsiés porteurs de lésions qui ne relevaient que de la vérole alors que la diathèse était niée par le malade ou paraissait avoir été muette de troubles fonctionnels pendant la vie.

2° *Hypothèse de la vérole d'emblée.* — Puisqu'il est démontré que le malade ne tient pas la syphilis de ses ascendants, quelle explication reste-t-il à donner au sujet de l'invasion d'une syphilis qui est restée non seulement ignorée du malade mais dont ce dernier ne reconnaît aucun des accidents énumérés devant lui? Pour expliquer ce fait depuis longtemps connu, deux hypothèses surgissent à l'esprit :

1° La vérole peut faire invasion dans l'économie sans le chancre ; c'est ce qu'on a appelé la vérole d'emblée.

2° L'accident primitif, le chancre existe bien certainement, mais il a passé inaperçu ; c'est le point sur lequel nous nous expliquerons dans ce travail.

Un mot cependant sur la vérole d'emblée qui appartient au domaine de l'histoire et a perdu tout crédit auprès des syphilographes. On a cité des exemples où la syphilis se serait développée, en apparence, sans avoir eu pour exorde ni chancre, ni adénopathie. On peut également qualifier du terme « d'emblée » la syphilis à laquelle on donnait pour symptôme d'invasion le bubon dit syphilitique d'emblée. Quelques auteurs croyaient encore en 1852 que l'infection, quoique habituelle par une érosion de l'épiderme, n'avait pas besoin du chancre pour se produire. Le terme de bubon d'emblée, à l'époque où l'expression est née, a servi à désigner à la fois le bubon du chancre simple et le bubon du chancre syphilitique. A cette époque la dualité du chancre n'était pas encore démontrée. Bien plus, après avoir produit des cas d'adénopathie développée apparemment sans lésion causale antécédente et cependant suivie de syphilis constitutionnelle, on donna pour caractère à ces bubons d'emblée de présenter des apparences chancreuses et de fournir du pus dont l'inoculation était positive.

Ambroise Paré, Astruc, Van Swieten, Hunter, Swiedaur et d'autres auteurs avaient apporté des exemples de bubons non précédés de lésion vénérienne locale et suivis de syphilis. Dans des temps plus rapprochés, Baumès, de Castelnau, Gibert produisaient à leur tour des cas de bubon d'emblée dont la nature chancreuse était reconnue. Tous ces faits étaient alors apportés à l'appui de la doctrine de cette époque qui ne tenait pour syphilitique que le pus du bubon qui était inoculable. On acquit bientôt la conviction que ces bubons n'avaient que l'apparence chancreuse ou bien que si, réellement, le pus en était inoculable, ils procédaient de chancres simples passés inaperçus, situés dans les régions d'une exploration difficile ou impossible.

Le bubon d'emblée fut nié par M. Ricord. Ce que Diday a décrit sous le nom de bubon d'emblée n'est qu'une adénite vulgaire née certainement d'une irritation locale quelconque, excès vénériens, écorchure, etc.

Ce bubon n'est ni inoculable s'il vient à suppurer, ni suivi de symptômes de syphilis constitutionnelle. Il aurait selon leur auteur un chancre pour père, mais les propriétés virulentes du liquide infectant auraient été arrêtées pour ainsi dire à leur passage au travers du filtre capillaire. Ce bubon, on le voit, n'a aucune particularité qui le distingue d'un bubon vulgaire et l'explication de sa pathogénie n'a que la valeur d'une hypothèse. Plus récemment M. le Dr Mauriac (1) a fait une étude clinique et critique sur le bubon d'emblée où il démontre qu'aucune de ces observations ne se trouve complètement à l'abri de toute contestation. Voici les conclusions de son travail dont nous ne citons que celles qui sont afférentes au bubon dit syphilitique d'emblée.

Dans toutes ces observations, dit-il, il manque au moins l'une des conditions indispensables pour qu'on puisse admettre l'existence de cette espèce d'adénite virulente.

Ces conditions étiologiques et pathologiques sont :

Intégrité dûment constatée, avant et après la contamination et jusqu'à l'apparition de l'adénite, des organes génitaux et de tout le territoire dont les vaisseaux lymphatiques se rendent aux ganglions inguinaux.

Aucune donnée physiologique, aucune disposition anatomique ne permettent de croire que les cellules du pus chancreux puissent pénétrer directement et sans effraction dans le réseau des lymphatiques.

Du moment que le pus pénètre par une solution de continuité dans les lymphatiques, il est impossible qu'il ne la convertisse pas en chancre.

Le bubon d'emblée syphilitique et le bubon d'emblée chancrelleux ne doivent pas être admis.

Voilà ce qu'est devenu le bubon d'emblée.

Que dire maintenant de la vérole d'emblée?

(1) Mauriac. Etude clinique et critique sur quelques ulcérations de l'aine et en particulier sur le bubon d'emblée. Paris, 1880.

L'observation clinique a jugé la question et tout le monde admet aujourd'hui comme démontrée la présence nécessaire du chancre au début de la syphilis. Cela ressort d'innombrables observations. Une seule exception non encore complètement éclaircie concerne la syphilis dite par conception chez la femme enceinte. Si la syphilis dans cette dernière condition fait son apparition d'emblée par les symptômes secondaires, cela tient précisément à un mode particulier de contamination, l'infection par le fœtus (1).

L'observation II, qu'on peut lire dans le traité de M. Lancereaux, ne doit pas selon nous être présentée comme un fait de vérole d'emblée, mais comme un fait de syphilis par conception. Il s'agit, en effet, d'une femme affectée de syphilis, dont les accidents secondaires se sont montrés pour la première fois sur la fin de la grossesse et dont l'accident primitif, objet d'une surveillance attentive, a passé totalement inaperçu.

En dehors de cette dernière catégorie de faits, ce qui démontre bien l'existence constante du chancre au début de toute syphilis, c'est qu'on le retrouve d'autant plus facilement, lui ou ses traces, que ce moment d'investigation se trouve plus rapproché du début de la maladie ou du rapport contagieux.

A l'époque où les syphiliographes modernes portaient un dernier coup à l'existence de la vérole d'emblée, les statistiques jugèrent la question. Bassereau nota que sur 198 sujets qui s'étaient présentés à lui au début d'une syphilis,

(1) Fournier. Syphilis et mariage. Paris, 1880.

170 étaient actuellement atteints de roséole et de chancre ou de cicatrice de chancre.

19 de ses malades se rappelaient avoir eu des érosions à la verge.

4 seulement déclarèrent n'avoir eu qu'une blennorrhagie.

5 n'avoir eu ni blennorrhagie, ni chancre.

Mais sur 170 malades, il y en eut 12 qui affirmaient n'avoir eu ni blennorrhagie ni chancre et sur lesquels le chancre était encore en voie d'évolution. Ce fait du chancre existant à l'insu du malade, qui nie même avoir un chancre quand on le lui montre, est trop constant pour que nous y insistions. L'exception de 2 et 1/2 pour 100 de ces malades qui prétendent n'avoir jamais eu de chancre est trop petite pour qu'on ne puisse la faire rentrer dans la règle générale, surtout si l'on expose toute la série des raisons pour lesquelles le chancre passe inaperçu, et si l'on remarque que dans ces cas où la vérole paraît s'être présentée sans le chancre, le bubon, son « fidèle satellite » est encore là pour témoigner de son existence passée. De même la statistique prise dans le service du professeur Fournier fournit les mêmes données quoique les exceptions paraissent plus nombreuses encore. Sur 259 malades au début de la syphilis, 11 seulement ne se doutaient pas de l'existence de leur syphilis, ou affirmaient n'avoir jamais eu de chancre, bien que le bubon existât et que sur plusieurs d'entre eux on pût retrouver la trace du chancre.

Plus nombreuses sont ces exceptions chez la femme, comme nous tenterons de l'expliquer dans la suite. En effet, sur 157 femmes atteintes de syphilis, 31 ne croyaient pas à l'existence de leur maladie ou ignoraient avoir eu un chancre.

Enfin, pour croire à la possibilité de la vérole d'emblée, il faudrait trouver un exemple authentique d'inoculation chancreuse non suivie de chancre et pourtant accompagnée d'accidents secondaires.

II

Etant donné qu'un malade se présente avec un accident témoignant d'une syphilis déjà ancienne et ayant nécessairement éprouvé des accidents antérieurs tels que le chancre, roséole, syphilides cutanées et muqueuses, cherchons à nous rendre compte des raisons capables d'expliquer l'ignorance où il se trouve de sa maladie. Chemin faisant, nous citerons des faits à l'appui.

Un grand nombre de syphilis restent méconnues parce qu'elles entrent par une voie insolite et dérivent de la contagion la plus dangereuse, parce que le sujet n'est pas prévenu, à savoir la contagion non vénérienne. Beaucoup de chancres ne sont pas suspectés dans leur nature parce qu'ils ne siègent pas sur les organes génitaux; le monde surtout qui considère la vérole comme le châtiment d'une vie débauchée croit qu'elle doit nécessairement résulter d'un commerce vénérien, d'un rapport sexuel avec un sujet infecté. La vérole est pour beaucoup de gens synonyme de débauche, même de débauche invétérée. Que si par hasard, dans ces conditions, ils viennent à être frappés ailleurs qu'aux organes génitaux, non seulement ils méconnaîtront la nature de leur mal, mais même leur première parole devant le médecin dont ils requièrent les soins sera pour nier la vérole. Voilà pourquoi dans bien des cas ces syphilis à contagion extra-génitale, bénignes ou non à leur début, évoluent en paix à l'abri de l'ignorance et de l'inconscience de ceux qui les portent. Tels sont les chancres de la bouche, du visage, de l'abdomen, de la cuisse, etc.

En voici un exemple raconté par M. Fournier :

Une jeune dame vient le consulter pour un mal de gorge. L'examen révèle des syphilides opalines ; la malade se trouve elle-même en pleine roséole. Interrogée sur l'origine de cette syphilis, la malade nie avoir eu quoi que ce soit de suspect. Cependant voulant, comme on dit, en avoir le cœur net, l'éminent professeur se livre à un examen complet et détaillé, et trouve sur le mollet une cicatrice indurée. Interrogée à ce sujet, la malade se souvient et répond qu'il y a quelques mois étant dans un café, dans une réunion de jeunes gens, une bouteille de champagne tomba par terre près de ses pieds et un éclat de verre vint la blesser à la jambe. La blessure était légère ; mais la dame exprimant la crainte qu'un fragment de verre ne fût resté sous la peau, un jeune homme de la compagnie fit la proposition à la fois bizarre et galante de sucer la plaie pour faire sortir le verre. La petite plaie était depuis longtemps cicatrisée quand trois semaines plus tard elle se rouvrit, s'élargit et constitua une érosion qui fut cinq semaines à guérir. C'était le chancre. Le jeune homme en question examiné présentait des plaques muqueuses de la bouche.

Voilà bien l'exemple du chancre qui a manqué de rester ignoré.

Autre exemple du même auteur (cité par Jullien) :

Un jeune homme était atteint de chancre syphilitique sur la face antérieure de la cuisse et désespérait d'en trouver la cause quand il se rappela certaine danseuse de vertu suspecte que quelques jours auparavant il avait eu l'imprudence d'asseoir sur ses genoux dans un costume évidemment fort léger. Cette femme examinée ultérieurement fut trouvée affectée de divers accidents syphilitiques notamment de syphilides vulvaires.

Voici un autre fait que nous avons observé à la consultation de l'hôpital Saint-Louis.

T..., 29 ans, ferblantier, vient à la consultation le 26 juin 1880, pour se faire soigner d'une syphilide tuberculo-croûteuse circinée de la largeur d'une pièce de cinq francs située sous la clavicule gauche. A la racine des cheveux existent également quelques syphilides tuberculo-croûteuses. Le malade interrogé nie avoir eu la vérole, nie avoir eu chancre; poussé à bout, il raconte qu'en 1870, il eut à la racine de la cuisse droite une petite plaque excoriée qu'il portait depuis un mois et demi. Il vint à la consultation de Saint-Louis; on lui fit prendre des pilules de proto-iodure. Le malade ne fut, paraît-il, pas instruit de la nature de son accident, car après avoir pris 6 pilules, s'apercevant à ce moment que son corps était couvert de boutons, attribua l'éruption à l'effet du médicament et cessa pour toujours son traitement. Il eut du reste une syphilis bénigne, car jusqu'à l'accident tertiaire qui le ramène à la consultation, il ne s'est jamais aperçu de rien.

Cette observation montre que l'ignorance où se trouve le malade de la nature de son mal peut le conduire non seulement à négliger son traitement, mais à l'interrompre au cas où il lui a été prescrit. On y voit le danger pour le malade non prévenu de rapporter ses accidents non à la maladie, mais au traitement.

L'histoire de ces syphilis méconnues est celle même du mode de contagion protéiforme de la vérole. Telles sont les syphilis qui résultent de la contagion par un enfant syphilitique, de l'usage en commun d'objets domestiques contaminés, tels que cuiller, pipe, canule d'irrigateur. La transmission de la syphilis s'effectue quelquefois par les médecins, les sages-femmes, soit par l'intermédiaire d'un instrument, spéculum par exemple, soit par l'intermédiaire du doigt atteint d'un chancre infectant qui est pris pour un tubercule anatomique. Qui ne connaît l'histoire de ce spécialiste qui communiqua la syphilis à plusieurs clients par le cathétérisme de la trompe d'Eustache. Assurément, des syphilis dérivant d'une telle contagion durent être ignorées.

De même, le chancre de la syphilis vaccinale passe inaperçu comme nature plutôt que comme existence. Le malade infecté de cette façon ignore son chancre, mais sait généralement bien l'allure insolide de son bouton vaccinal qui a duré plusieurs semaines ou qui s'est fermé au bout de quelques jours pour se rouvrir et s'étendre quelques jours plus tard.

Le chancre né ainsi en dehors de tout commerce vénérien passe pour une lésion vulgaire. Qu'on nous permette de citer une observation curieuse due à Bassereau. La voici résumée :

Un homme de 35 ans se présente avec une roséole. Blennorrhagie contractée il y a trois ans. L'écoulement uréthral guérit par les balsamiques, reparaît à plusieurs reprises et se réduit à un simple suintement permanent; mais une balanite simultanée suppure et donne lieu à des végétations qui en se développant ont fini par remplir la cavité préputiale et déterminer un phimosis pour lequel le malade alla consulter il y a trois mois, rue Neuve-Coquenard dans une de ces pharmacies connues par leurs réclames spéciales. Là, on excise les végétations, on fend le prépuce. Quelques jours après, les plaies résultant des incisions s'étalent, leur base s'indure; survient un engorgement indolent des ganglions de l'aine. Plus tard se montrent une éruption érythémateuse et des troubles généraux.

Le malade ignorait dans ce cas absolument l'existence de son chancre puisqu'il lui fut montré ; mais si nous citons cette observation, c'est qu'elle s'accompagne d'une particularité qui en complique le diagnostic et facilite l'ignorance de la syphilis.

Le chancre passe inaperçu parce qu'il est profondément situé et se trouve dans une région que l'on néglige ou qui est difficile à explorer (chancre du vagin, du col de l'utérus). Ce qui montre bien la vérité de cette assertion c'est la fréquence avec laquelle le chancre passe inaperçu chez la femme. Celle-ci vient consulter pour des syphilides vulvaires, l'homme plus souvent se présente avec le chancre. Sur le cahier des entrées du service de M. le professeur Fournier nous trouvons pour une période de 3 ans 1/2 (de 1877 à juillet 1880), que 76 malades hommes sont entrés pour des chancres avec ou sans accidents secondaires ; 200 sont entrés pour des accidents secondaires après guérison du chancre.

D'autre part, 59 malades femmes sont entrées pour des chancres avec ou sans accidents secondaires ;

321 sont entrées pour les accidents secondaires seulement.

Chez l'homme le chancre peut être situé sous un phimosis ou dans le méat. Si l'écoulement est très prononcé, il est rapporté à la blennorrhagie ou à la balano-posthite concomitante qui le masque, ou si l'écoulement est peu abondant il sera considéré comme un léger échauffement par le malade.

Certaines professions, l'exercice de la médecine par exemple, exposent à la contagion et ceux qui en sont victimes à méconnaître la syphilis. « C'est ainsi que j'ai vu, dit M. Fournier, un de mes camarades, médecin des plus distingués, prendre un chancre au doigt, le méconnaître, le taxer de tubercule anatomique et n'aboutir à suspecter la syphilis que six mois plus tard, alors que l'évidence était plus que patente. C'est ainsi encore qu'un autre médecin méconnut sur lui pendant longtemps l'existence d'une syphilis qu'il avait contractée d'une façon fort singulière. Un malade se présente à lui, à sa consultation, affecté de plaques muqueuses confluentes de la gorge. N'ayant pas de cuiller sous la main, il prend son couteau à papier pour examiner la gorge de ce malade. Son client parti, il se met à parcourir un livre et, tout en lisant, à mâchonner son couteau.

Trois semaines après, il est atteint d'un chancre de la lèvre, chancre léger, superficiel, qu'il méconnaît. Il laisse passer inaperçus ou méconnus de même comme nature divers accidents secondaires, n'ayant aucun soupçon de la possibilité d'une syphilis, la soupçonnant si peu qu'il s'expose à la transmettre à sa femme et qu'il la lui transmet.

« Si de telles choses se produisent sur des médecins, *a fortiori* courent-elle risque de se produire sur les gens du monde. Les syphilis de cet ordre, à contagion non vénérienne, sont à coup sûr de celles qui sont exposées à rester ignorées. » (Fournier, notes commun.)

Un certain nombre de syphilis passent inaperçues à la faveur de l'incurie, de l'insouciance, de la négligence de soi-même. Aussi arrive-t-il fréquemment de découvrir fortuitement un chancre, quelquefois même de larges chancres situés sous le prépuce ou sur la couronne du gland.

D'autres la laissent passer inaperçue parce qu'ils se sont exposés à la contagion avec la certitude bizarre assurément de ne pas être atteint. Ils se croient invulnérables ou même ne croient pas à la vérole. Combien de véroles gagnées à la faveur de la confiance aveugle d'un grand nombre d'hommes dans la femme *honnête* qu'ils ont prise pour maîtresse et qui serait incapable « vu sa qualité d'honnête « de leur transmettre un mal de ce genre.

Tel est le cas d'un malade qui alla consulter divers médecins étrangers sur un mal qu'il ignorait. Le diagnostic porté par ces médecins fut « herpes maculosus » et le malade fut adressé à MM. Fournier et Besnier qui trouvèrent le malade en pleine période d'accidents secondaires.

Bien entendu, grandes récriminations du malade quand il apprit la vérité; et alors, d'opposer au diagnostic ces graves raisons : « Mais, Docteur, c'est impossible, la femme avec laquelle j'ai eu rapport est honnête et d'ailleurs elle est ma maîtresse depuis six mois. »

En ce qui concerne la femme, il est nombre de syphilis qui restent ignorées ou méconnues parce qu'on fait tout au monde pour la lui dissimuler. Un mari, un amant a gagné la syphilis dans une mésaventure extra-conjugale et a le malheur de la communiquer à sa femme ou à sa maîtresse. On peut être sûr que le premier soin du mari sera de faire son possible pour masquer sa faute (1).

Alors, visite préparatoire dans laquelle le coupable va trouver le médecin et lui avouer sa faute. Il le supplie avant

(1) Fournier. Syphilis et mariage, p. 182.

tout de ne rien dire à sa future cliente, et, cela au nom de la paix du ménage, de l'estime et de l'affection réciproques ! Si bien que le médecin se trouve par devoir engagé au silence. Il la traite en lui dissimulant la nature de son mal qui se trouve affublé des pseudonymes les plus honnêtes.

Nombre de femmes ont gagné la syphilis dans ces conditions qui ne se doutent pas de leur maladie. Que quelques années seulement se passent sur ces premiers accidents qui auront passé facilement inaperçus ou auront été dissimulés d'autant mieux que dans ces circonstances le mari fait ce qu'il peut pour écourter un traitement qui pourrait donner l'éveil ; alors quelque accident tertiaire surgira et le médecin appelé auprès de la malade ne recueillera que des réponses négatives au sujet de ses antécédents.

Peut-on s'attendre à autre chose de la part d'une femme vis-à-vis de laquelle tout le monde, médecin et mari, se seront évertués non seulement à lui dissimuler la nature de son mal, mais encore à lui affirmer qu'elle n'a reçu, suivant l'expression consacrée, aucun mauvais mal.

En dernier lieu, il existe d'autres syphilis qui ont des raisons spéciales, inhérentes à la femme, pour passer inaperçues.

Cela tient au mode particulier de contagion dans ces cas. Nous voulons parler de la syphilis par conception.

Ici le chancre est forcément ignoré puisqu'il n'existe pas ; c'est l'exception unique encore mal déterminée dans ses circonstances. La mère étant saine, un enfant procréé par un père syphilitique peut *in utero* contagionner sa mère. Ce mode de transmission de la syphilis du père à la mère par l'intermédiaire du fœtus est un fait actuellement démontré. Dans ces cas, en effet, le mari qui s'est soumis à une surveillance sévère, qui n'a eu de rapport que dans un état de santé apparente absolument parfaite, sans avoir le plus petit accident cutané ou muqueux, n'est pas parvenu pour cela à préserver sa femme de l'infection (1).

Mais, objecte-t-on, une petite plaque humide, indolente, éphémère ne peut-elle pas par inadvertance être le point de départ de la contagion? Evidemment cela pourrait être; mais si cela était ce serait un fait rare, tandis que le fait signalé est fréquent, d'une fréquence qui n'a pas diminué devant la vigilance de tous les instants du mari. Et, comme dans tous ces cas la grossesse est un intermédiaire obligé, force a été de croire que le fœtus procréé syphilitique est l'auteur de l'infection de la mère. Cette origine de la syphilis chez la femme explique pour quelques auteurs l'immunité de la mère vis-à-vis de son enfant syphilitique pendant l'allaitement, immunité connue sous le nom de loi de Colles. Or, pour quelques auteurs, la femme serait indemne parce que, dans leur opinion, la syphilis de l'enfant ne peut exister sans la syphilis maternelle.

Nous n'insisterons pas davantage sur ce point, qu'il nous suffit d'avoir indiqué comme devant être l'origine d'un certain nombre de syphilis ignorées.

III

Nous avons examiné dans le paragraphe précédent les raisons pour lesquelles la syphilis peut être méconnue;

(1) Voy. Syphilis et mariage. Fournier, p. 23 et p. 222. Notes 2 et 6.

mais ces raisons sont tirées de considérations en quelque sorte extrinsèques, indépendantes de la maladie et qui lui sont étrangères. Il y a encore des raisons d'un ordre tout autre pour lesquelles la syphilis passe inaperçue. Ces raisons sont nées de circonstances propres à la maladie ; nous dirons qu'elles sont intrinsèques.

Commençons par l'accident initial. Le chancre n'a-t-il pas tous les attributs pour passer inaperçu ? Dans bien des cas il est constitué par une érosion superficielle de minime importance, indolent, petit et d'une évolution rapide.

Il peut être larvé, c'est-à-dire siéger sous le prépuce ou dans l'urèthre, chez la femme dans les plis du vagin, sur le col de l'utérus, et son existence peut être complètement ignorée de celui qui le porte. Exemple :

X..., étudiant en droit, vient consulter M. Fournier à son service (9 août 1880). Il vient demander son avis pour des lésions de la paume des mains qui sont des papules syphilitiques typiques (psoriasis palmaire). Il nie avoir eu un chancre et avoue de très bonne foi qu'il ne s'est aperçu que de son éruption aux mains. Examiné, le prépuce présente au voisinage du frein une cicicatrice rouge, très nettement parcheminée et évidemment la trace d'un chancre cicatrisé. Sur le tronc on trouve une roséole encore jeune. Rien dans la gorge. Le malade ignore si sa maîtresse est malade.

Les observations de ce genre abondent. Il n'est pas de consultation à Saint-Louis où l'on n'ait l'occasion de montrer aux malades un chancre ou une cicatrice de chancre dont ils ignoraient l'existence. Il faut donc être bien pénétré de cette idée que le chancre est une lésion dont la qualité indique seule le danger et ne pas croire, comme le public, voire quelques médecins le croient, que c'est une lésion étendue, profonde, etc., pour que l'ignorance de cet accident ne paraisse pas un fait exorbitant.

Si maintenant nous voulions énumérer les erreurs de diagnostic faites à propos du chancre, on se rendrait facilement compte comment il passe méconnu.

Le plus souvent il passe, à la faveur de l'idée fausse que s'en fait le public, pour une simple écorchure de coït. L'erreur la plus fréquente consiste à le prendre pour une érosion herpétique. La faible induration de la base, le peu d'engorgement des ganglions et la coïncidence assez fréquente du chancre et de l'herpès sont, ainsi que nous l'a souvent montré le professeur Fournier dans son service, les trois facteurs qui exposent à ce genre d'erreur.

Combien, maintenant, de chancres indurés ont passé pour des chancres mous, et cela même parfois sans qu'on puisse incriminer l'impéritie de l'auteur de ces fautes de diagnostic.

Il en est de même des accidents qui sont postérieurs au chancre ; ces manifestations ne sont pas tellement intenses qu'elles portent le malade à recourir aux soins médicaux. Ces symptômes d'autre part n'ont rien en soi de caractéristique pour le malade, même pour le malade d'une vigilance moyenne, qui se donnera facilement le change sur la nature des accidents qu'il éprouve par des explications complaisantes.

Tous les accidents de la période secondaire peuvent, en effet, recevoir une interprétation de nature à contenter le malade ; leur persistance et leur intensité sont seules capables par elles-mêmes d'attirer son attention. Nous venons de voir comment le chancre restait méconnu. Après le chancre, l'adénopathie. Ce ne sera assurément pas ce bubon froid, indolent, qui est plus un signe qu'un symptôme de syphilis, qui avertira le malade.

Les syphilides cutanées ne donnent pas davantage l'éveil. Elles ne provoquent aucune douleur, toutes sont aprurigineuses. La roséole reste ignorée presque toujours et M. Fournier a raison de dire que nous la montrons plus souvent aux malades que ceux-ci ne nous la montrent.

Ces syphilides cutanées ont leur explication toujours prête auprès des malades. Ce sont, à les entendre, des « échauffements de sang, des dartres, un lait répandu, des éruptions printanières, etc. » Les syphilides de la gorge et de la bouche passent pour une angine vulgaire, pour des aphthes ou des échauffements de bouche causés par l'abus du tabac.

Une syphilide vulgaire est un bouton de règle. Sera-ce l'alopécie qui avertira le malade ? On sait bien dans le monde que la vérole fait tomber les cheveux, mais on croit volontiers qu'elle doit amener une chute intense des cheveux, une calvitie étendue et rapide comparable par exemple à la pelade. L'alopécie syphilitique qui est au contraire modérée, discrète et souvent de courte durée est facilement mise sur le compte d'une affection vulgaire. Les cheveux ont toute sorte de motifs autres que celui de la syphilis pour tomber et souvent tombent sans cause connue. La céphalée passe, c'est la règle, pour une simple migraine, une névralgie.

L'arthropathie secondaire est un rhumatisme articulaire. Les plaques muqueuses anales passent pour des hémorrhoïdes.

L'iritis est un mal d'yeux vulgaire, exemple :

B..., 44 ans, couturière, se présente à la consultation de Saint-Louis le 26 juin pour un mal d'yeux qui est une iritis syphilitique. La malade nous apprend qu'elle a eu mal à la gorge en janvier, que depuis ce temps des maux de tête intenses la privent de sommeil. En février, elle eut des boutons aux parties; il reste actuellement sur la lèvre gauche une syphilide papulo-érosive. Affaiblissement extrême rendant son travail impossible; le matin douleurs vagues dans les jointures. Palpitations et essoufflement depuis deux mois. L'iritis date de deux mois; l'œil est très douloureux et la pupille très contractée. Sur le tronc et les membres on trouve une syphilide papulo-squameuse. La malade ignore sa syphilis et c'est à l'occasion de son iritis qu'elle apprend le mal dont elle est atteinte.

« A chaque pas il arrive, dit le professeur Fournier, de surprendre sur le fait la vérole ignorée en pleine voie d'évolution, c'est-à-dire de voir des malades en pleine syphilis secondaire sans le savoir. Exemple : Un de mes clients habituels vient un jour me consulter pour un violent point de côté qui le tourmente depuis quelque temps. Je l'ausculte. Tout d'abord je ne trouve rien qui m'explique ce point de côté. Soupçonnant le début d'un zona, je le prie de se découvrir et je ne suis pas peu surpris en soulevant la chemise de trouver sur le thorax une splendide roséole.

« Mais vous avez des taches sur la peau, lui dis-je. — Moi, pas du tout ! — Regardez. — Tiens, c'est étonnant, je n'avais pas vu cela. — Mais cette éruption est une roséole syphilitique; vous devez avoir eu un chancre à la verge il y a quelques semaines. — Moi, pas du tout. — J'examine la verge et je trouve une induration typique, cartilagineuse de la rainure, témoin posthume d'un chancre récent ; chancre que le malade avait pris (c'est l'usage en pareil cas) pour une écorchure, pour la fameuse écorchure du coït. Accordant à sa maîtresse une confiance aussi absolue qu'imméritée, ce malade n'avait pas soupçonné un seul instant qu'il pût être affecté d'un chancre et il laissait de la sorte évoluer sa syphilis en pleine inconscience du mal dont il était affecté. Ce fut avec stupéfaction qu'il avait appris de moi toute la vérité, et ce fut par le fait d'un pur hasard que cette vérole ignorée rentra dans la catégorie des véroles connues. » (Fournier, notes inédites.)

On voit, en somme, qu'un malade peut épuiser toute la série des manifestations de la vérole sans se douter qu'il en est atteint. Comme conséquence, il niera sa maladie de bonne foi, et si même le malade s'est observé attentivement, il racontera de lui-même en détail et avec non moins de bonne foi ses antécédents morbides. Les malades racontent par exemple qu'ils ont eu des écorchures, des érosions à la verge ; des boutons, des taches sur le corps ; que la nuit ils sont tourmentés par d'affreux maux de tête ; que le matin leurs jointures sont raides et comme rouillées, etc.— Toute la série des accidents secondaires passera ainsi en récit et le malade dira qu'il n'a pas la vérole. Quelle meilleure preuve de sa bonne foi ou de sa naïveté ! Cela tient bien plutôt à l'ignorance du malade à l'égard des symptômes de la vérole. Il est facile de comprendre qu'une syphilis même de moyenne intensité, dont tous les symptômes auront ainsi reçu une trop facile explication, passera inaperçue dans le présent sous la sauvegarde de l'ignorance et du manque de soin, ignorée plus tard grâce à l'oubli des accidents passés.

Enfin la syphilis peut être ignorée parce qu'elle est bénigne ; la période secondaire peut se borner à quelques légères papules fort discrètes, à peine quelques érosions indolentes de la bouche et c'est tout. Survient un entr'acte plus ou moins long de complète immunité qui dure jusqu'à un nouveau réveil de la diathèse. Ces syphilis bénignes sont bien faites pour rester méconnues. Ce fait déjà ancien a été remarqué depuis longtemps par les cliniciens. Je laisse la parole à Bassereau (1) :

« Il est certain que les manifestations précoces de la syphilis constitutionnelle peuvent avoir une forme assez bénigne pour naître et parcourir leurs périodes à l'insu des malades. La pratique fournit des occasions fréquentes de démontrer cette vérité qui est trop importante à connaître ; car, faute d'avoir tenu compte de ce fait et de quelques autres, un grand nombre de syphilographes ont attribué sans trop d'examen au virus syphilitique la singulière propriété de pouvoir produire pour la première fois des effets généraux sur l'économie, 20, 30 et 40 ans après les effets locaux de la contagion. »

Ce qui était fréquent du temps où Bassereau observait l'est beaucoup moins à notre époque ; ce qui résulte de ce que la syphilis secondaire a été l'objet d'une attention toute spéciale en raison de sa haute contagiosité. En résumé, la syphilis secondaire aura d'autant plus de chance de passer inaperçue ou d'être méconnue que le malade sera moins soucieux, plus négligent de sa santé et que les accidents auront été plus légers.

(1) Bassereau. Traité des affections de la peau symptomatiques de la syphilis, 1853.

CHAPITRE III

CONSÉQUENCES D'UNE SYPHILIS IGNORÉE. — CONCLUSIONS.

L'ignorance de la syphilis comporte comme conséquence un immense danger qui est l'absence du traitement. Après un entr'acte plus ou moins long et qui a laissé une santé en apparence parfaite au malade, la diathèse se révèle par un accident tertiaire plus ou moins grave. La variété de ces accidents est souvent au-dessus de ce qu'on pourrait imaginer. Nous avons vu précédemment que les syphilis ignorées arrivées à la période tertiaire sont très fréquentes, et qu'elles le sont près de quatre fois de plus que les syphilis ignorées de la période secondaire. Si maintenant, d'après cette même statistique, on compare la fréquence de ces mêmes syphilis méconnues au nombre total des syphilis tertiaires sans distinction, on trouve que sur 26 syphilis tertiaires il y en a 10 qui sont restées méconnues et qui par conséquent n'ont pas été traitées. S'il était possible sur les 16 autres cas de pouvoir distinguer celles qui ont été insuffisamment traitées, on pourrait se faire une idée assez exacte de l'influence qu'exerce sur la marche ultérieure de la vérole le traitement par l'expectation.

Dans les deux cas le résultat est le même. Qu'on prenne pour exemple les femmes qui, ayant été infectées, n'ont été qu'insuffisamment traitées, parce que le mari fautif croit écarter les soupçons en éloignant le médecin. C'est alors que l'on voit les syphilides mutiler le visage, des troubles viscéraux méconnus dans leur cause emporter le malade; souvent même les accidents de syphilis cérébrale produisant des attaques épileptiformes, les paralysies, l'affaiblissement de l'intelligence, etc. (1.) Les mêmes accidents se retrouvent dans les syphilis tertiaires ignorées avec un danger de plus sur lequel nous insisterons. Le lecteur pourra juger d'après les observations placées à la fin de ce travail de la gravité de ces syphilis larvées.

Sur 71 observations (2) de syphilis tertiaire sans antécédent prises dans le service de M. Fournier, nous trouvons :

28 malades atteints de gommes siégeant dans des régions autres que la face;

12 ont eu le visage défiguré par des syphilides gommeuses ou tuberculo-crustacées du nez, des joues, des lèvres;

12 ont eu le voile du palais ou la voûte palatine détruits, en tout ou en partie, par un processus gommeux ou ostéo-périostique;

13 ont été atteints d'accidents cutanés de syphilide ulcéreuse ou tuberculo-croûteuse;

(1) Fournier. Syph. et mar., p. 81 et 92.
(2) Voir les observations à la fin de ce travail.

3 ont souffert d'accidents viscéraux;

1 syphilis cérébrale, — monoplégie;

2 pertes de la vue par névrite optique syphilitique.

On voit par cette statistique que le résultat est déjà singulièrement grave par lui-même, et qu'il incombe au médecin une lourde tâche, quand il lui faut rattacher à leur véritable cause des troubles viscéraux dépendant de lésions qui ne se voient pas. Et, en effet, le danger dont nous parlions plus haut est celui de l'erreur de diagnostic à laquelle se trouve conduit quelquefois le médecin en l'absence d'antécédent. Tandis que le diagnostic d'une gomme, d'une syphilide tuberculeuse de la peau, d'une lésion externe, en un mot, se fait presque entier par le coup d'œil, que tous les jours il arrive de reconnaître des syphilides du pharynx et de les rattacher à leur véritable cause, malgré les dénégations du malade, il n'en est plus de même des cas où la lésion siège sur un organe inaccessible à nos moyens d'exploration. Ici, les troubles fonctionnels sont les seuls révélateurs de la lésion. S'agit-il d'une tumeur cérébrale, qu'elle soit syphilitique, tuberculeuse ou d'une autre nature, les symptômes sont les mêmes.

De même la méningite vulgaire, surtout chez les enfants, peut dépendre directement de la syphilis (Romberg, Griesinger, Ziemssen). C'est là qu'il faut chercher la raison de quelques succès par l'iodure de potassium. Mais c'est trop insister et l'on sait combien les troubles du cerveau dépendant de la syphilis sont fréquents et variés et bien de nature à égarer le diagnostic (1). C'est que quelle que soit la

(1) Fournier. Syphilis cérébrale, 1879.

lésion qui détruit une région du cerveau, celui-ci répond toujours par le même désordre.

Le mot du D[r] Th. Buzzard mérite bien d'être répété : « Il en est du cerveau comme d'une montre; les roues d'une montre peuvent aussi bien être arrêtées par un cheveu que par un grain de sable, et le désordre qui surgit alors est toujours le même, c'est l'arrêt de la montre, quelle que soit la cause qui l'ait produit, le cheveu ou le grain de sable. Il faudrait être bien attentif, dans ces cas, pour être remis sur la voie du diagnostic par la marche quelquefois différentes des désordres, aussi importe-t-il beaucoup d'avoir présentes à l'esprit toutes les particularités, souvent minutieuses, qui se rattachent à un trouble viscéral d'origine syphilitique. Dans bien des cas, on sera mis sur la voie du diagnostic par l'association bizarre des éléments morbides, par la physionomie spéciale de l'affection, des troubles nerveux qui témoignent de localisations multiples.

D'autres fois, une lésion externe concomitante est un signe de grande valeur, mais encore ne fournit-elle que des présomptions dont il faut savoir profiter. Telle est l'observation citée dans la thèse de M. Mercier (1), et due à M. le professeur Fournier, où le « bienheureux » sarcocèle d'un malade plongé dans le coma éveilla les soupçons d'une syphilis et fut l'indication du traitement spécifique qui amena la guérison. Après les exemples donnés de ces syphilis ignorées ou méconnues serait-il raisonnable de se refuser à admettre la possibilité d'une syphilis et d'agir en

(1) Mercier. Thèse de Paris, 1875.

ce sens, parce qu'on n'a pas trouvé d'antécédents spécifiques? Il est pusillanime et dangereux de prendre ainsi en considération l'absence de commémoratifs, car c'est renoncer de parti pris aux résultats cliniques et attendre, pour le malade, une véritable catastrophe. Quelques médecins sont peu favorables à l'idée que la vérole peut atteindre gravement les viscères, et cependant quoi d'étonnant de voir ces mêmes produits évoluant au grand jour sur une région découverte, accessible, se constituer sourdement dans la profondeur des organes. C'est alors que les troubles fonctionnels sont rapportés à l'affection la plus probable. C'est alors qu'une syphilis cérébrale passe pour une apoplexie ou toute autre affection cérébrale vulgaire. Une cirrhose d'origine syphilitique est traitée comme une cirrhose vulgaire. Il est permis de croire que la phthisie pulmonaire ferait moins de ravage si on recherchait attentivement celles qui peuvent avoir pour cause des gommes du poumon. Plusieurs guérisons de ces sortes de phthisies ont été observées (1). Mêmes désordres à noter du côté de l'appareil circulatoire. Dans un tableau, M. Jullien (2) donne 19 observations de lésions syphilitiques du cœur. Sur ces 19 cas on en trouve 13 où la date de l'infection n'est pas mentionnée et où il est permis de supposer que la syphilis a été méconnue et que la nature de la lésion n'a été reconnue qu'à l'autopsie. Nous citons :

Cas de LEBERT (1855). Femme. Deux tumeurs grosses comme une framboise dans le ventricule droit. Souffle au premier temps. Mort.

(1) César Belin. Gommes du poumon. Thèse de Paris, 1879.
(2) Jullien. La syphilis, p. 894, et Grenouiller, syph. cardiaque. Thèse de Paris, 1878.

Lhonneur (1856). Homme de 60 ans, cocher, entré à la Charité le 16 octobre 1855, mort le 9 janvier 1856.

Constitution robuste. Tempérament sanguin. Le malade entre pour une tumeur des bourses datant de deux mois, du volume de deux poings, dure, lardacée, occupant le scrotum du côté droit, remontant le long du cordon jusque dans la fosse iliaque droite et paraissant occuper le testicule et le cordon. Douleurs sourdes, exacerbantes. Négation de tout antécédent syphilitique ; on porta le diagnostic : cancer probable.

Le traitement consista en vésicatoires sur la tumeur et en pilules de ciguë à l'intérieur. Quoi qu'il en soit, la tumeur diminua considérablement et les douleurs disparurent.

Le 2 janvier, il restait une tumeur molasse avec quelques noyaux durs du volume d'un petit œuf, sans douleur, occupant le cordon et remontant dans le canal inguinal. On suspend le traitement, le malade se plaignant d'étouffement.

Le malade a eu deux attaques apoplectiques, la première il y a quinze ans, la deuxième il y a huit ans. Depuis il se faisait saigner fréquemment. Comme il était constipé, on lui donna un purgatif.

Le lendemain ce malade est pris subitement d'hémiplégie droite, l'intelligence reste nette mais le malade accuse des maux de tête et a perdu l'usage de la parole.

Le pouls est lent, développé, régulier. Les bruits du cœur sont sourds, mais normaux.

Les jours suivants la paralysie s'étend des deux côtés et le malade meurt le 9 janvier dans le coma.

Autopsie. — Cerveau, artères de la base ossifiées, congestion légère des méninges et de la substance cérébrale, mais il n'y a ni hémorrhagie, ni ramollissement, ni atrophie.

Le péricarde contient 200 grammes de sérosité.

Le cœur est volumineux, en besace. Le ventricule gauche et l'oreillette droite présente une tumeur grosse comme un œuf, siégeant sur sa paroi antérieure. Les orifices sont sains, les valvules intactes. L'aorte est dilatée et crétacée. Les artères coronaires sont rigides.

L'examen microscopique de la tumeur de l'oreillette a démontré qu'il s'agissait d'une tumeur gommeuse syphilitique.

Oppolzer (1860). Homme, tumeur du volume d'un haricot. Hémiplégie.

Wilks (1863). Homme de 23 ans. Grosse tumeur du septum. Trouvé mort dans la rue.

Forster (1863). Tumeur du ventricule gauche. Mort subite.

Nissbett (1863). Homme de 29 ans. Masse fibro-celluleuse du ventricule droit. Mort subite.

Lancereaux (1864). Homme de 29 ans. Palpitation, dyspnée excessive, cyanose des extrémités ; asystolie. Mort subite.

Tumeurs gommeuses et transformation fibreuse des parois du ventricule droit. Gommes et cicatrices du foie, de la rate et des reins.

Lancereaux. Femme de 44 ans. Palpitations, dyspnée intense, coma, mort dans l'orthopnée. Hypertrophie cardiaque et tumeurs lenticulaires analogues à des pustules varioliques.

Friedreich (1866). Homme de 38 ans. Nodules gommeux de l'oreillette droite, sclérose cardiaque, hypertrophie. Mort subite.

Nalty (1873). Homme de 28 ans. Dépôt blanc jaunâtre sur les deux ventricules. Anévrysme de la pointe du ventricule gauche. Mort dans le coma.

Pearce Gould. Homme de 40 ans. Dyspnée, douleurs précordiales. Mort subite sans aucune apparence morbide.

Apoplexie pulmonaire. La paroi antérieure du ventricule droit est formée par une matière grise, blanchâtre, s'étendant jusqu'à l'oreillette. Cette lésion fut prise pour un cancer par le médecin qui fit l'autopsie.

L'examen microscopique montra qu'il s'agissait d'un produit syphilitique.

Coyley (1875). Homme de 28 ans. Gros nodule proéminant sur chacune des deux faces ventriculaires. Hypertrophie cardiaque. Trouvé mort dans son lit.

Bruzelius (1877). Homme. Dépôts gris jaunâtre. Sclérose cardiaque. Mort subite.

Enfin, la syphilis ne se démasque pas toujours par la production de lésions, elle crée une modalité spéciale à l'organisme en vertu de laquelle elle traduit sa fâcheuse influence sur l'hérédité. La vérole peut laisser en apparence indemne un ménage et se manifester seulement par des avortements successifs. Le traitement spécifique peut seul corriger l'hérédité paternelle, maternelle ou mixte. Dans une statistique faite à Lourcine, M. le Dr Le Pileur a montré que sur 390 grossesses, 249 sont arrivées à terme, 141 se sont terminées par un accouchement prématuré ou un avortement. Ce qui donne au total 1 accouchement prématuré ou avortement sur près de 3 grossesses (exactement 2,77). Aussi ne doit-on jamais manquer de suspecter la vérole dans un avortement sans cause connue, et si après examen réitéré, il est impossible de rattacher ces avortements successifs à d'autres causes que la syphilis, on doit prescrire à titre d'essai le traitement spécifique.

En résumé, si l'on se trouve dans l'absence complète d'antécédents, ce n'est pas une raison pour ne pas croire à la nature syphilitique des accidents. Le médecin, s'il soupçonne la syphilis, doit interroger dans un examen minutieux tous les organes qui peuvent porter la trace d'une syphilis antérieure.

Les cliniciens, rompus aux surprises de la clinique, ont toujours émis l'idée de la possibilité d'une syphilis ignorée devant un trouble à marche insolite. Rayer disait : Quand je ne vois pas clair dans quelque chose, je flaire la vérole, et bien m'en a pris en mainte occasion de prescrire le traitement de la vérole, alors que les malades récusaient tout antécédent suspect. (Cité par M. Fournier : Leçons orales.)

Nous concluons :

D'une façon générale, l'absence de commémoratifs en matière de diagnostic de la syphilis n'a pas de valeur puisqu'il nous est démontré que la vérole peut exister chez le malade à son insu et cela de très bonne foi.

Le diagnostic de la syphilis doit être porté d'après les

données symptomatologiques présentes sans tenir compte des dénégations du malade.

Si le malade proteste contre le soupçon d'antécédents syphilitiques, et, si après un examen réitéré, il ressort la conviction qu'aucune cause autre que la syphilis peut produire lesdites lésions, il faut agir d'après les données de ce diagnostic probable.

Il en est de même pour tout trouble viscéral ou syndrome morbide dont il est impossible de rattacher l'existence à une autre cause ; si la syphilis est capable de produire de tels accidents, on doit se contenter des probabilités.

Le traitement spécifique des accidents dont on ignore la nature, mais que le médecin rattache à une syphilis probable et méconnue, est autorisé ne fût-ce qu'à titre d'essai:

1° Parce qu'on agit pour le plus grand intérêt du malade;

2° Parce que, bien dirigé, il ne donne lieu à aucune conséquence fâcheuse;

3° Parce qu'il a pour consécration les résultats journaliers de la clinique et l'expérience de nos devanciers.

DEUXIÈME PARTIE

OBSERVATIONS.

(Résumées, prises dans le service de M. Fournier en 1876.)

Obs. I. (F.) — R... (Const.), 58 ans. Il y a deux ans, le mari était atteint de chancre induré de la verge. Elle dit n'avoir jamais eu de boutons aux parties, mais on lui a cautérisé, à Lourcine, des ulcérations buccales ; alopécie ; gomme périostique du nez ; arthrite syphilitique du genou gauche ; périostite du grand trochanter.

Obs. II. (F.) — A... (M.), 53 ans. Absence d'antécédents ; ulcération gommeuse de la lèvre supérieure ; ulcération tertiaire pharyngienne ; sort guérie après vingt-cinq jours de traitement par KI et le Vigo.

Obs. III. (F.) — Fr..., 53 ans. Pas d'antécédents; hyperostose du tibia; syphilide tuberculo-crustacée du front; lésions osseuses du crâne et de la clavicule.

Obs. IV. (F.) — B... (M.), syphilis maritale probable ; antécédents passés inaperçus ; caverne gommeuse du voile du palais.

Obs. V. (F.) — G... (A.) Pas d'antécédents ; ulcération syphilitique de la région dorsale du pied droit.

Obs. VI. (F.) — R... (M.), 41 ans. Périostose gommeuse des tibias ; deux petites gommes de la région inguinale gauche ; syphilide gommeuse du coude ; 2 gommes sous-cutanées ; 2 gommes musculaires dans le fessier ; 2 petits noyaux dans le muscle droit de l'abdomen ;

cicatrices multiples de syphilides de la peau ; douleurs nocturnes tibiales ; accidents du début ignorés de la malade, qui se rappelle seulement avoir eu, il y a trois ans, des rapports avec un homme atteint de syphilis.

Obs. VII. (H.) — M... (E.), 26 ans. Pas d'antécédents ; maux de gorge depuis un an ; ulcération tertiaire de la paroi postérieure du pharynx.

Obs. VIII. (H.) — Th..., 35 ans. Syphilide gommeuse de la jambe droite ; début ignoré de la syphilis.

Obs. IX. (H.) — P... Absence d'antécédents ; syphilide ulcéreuse du nez ; laryngite chronique ; mort phthisique ; pas d'autopsie.

Année 1877.

Obs. X. (F.) — Cath..., 32 ans. Gomme nodulaire du voile du palais ; premier enfant mort à 4 mois, de convulsion ; deuxième enfant mort à 2 jours ; troisième grossesse, fausse couche de 3 mois ; pas d'antécédents.

Obs. XI. (F.) — H... (Aug.), 34 ans. Absence d'antécédents ; infiltration gommeuse du lobule du nez ; gomme nodulaire de la cloison ulcérée ; deux fausses couches.

Obs. XII. (F.) — V... (V.), 35 ans. Syphilide pustulo-granuleuse ; accouchement prématuré à 7 mois ; l'enfant a vécu vingt et un jours ; pas d'antécédents ; vérole d'origine fœtale probable.

Obs. XIII. (F.) — B... (V.), 34 ans. Syphilide ulcéreuse du dos du nez et de la paupière ; vaste cicatrice syphilitique du dos, due à une syphilide pustulo-crustacée ; début ignoré de la syphilis.

Obs. XIV. (F.) — H... (B.), 53 ans. Hyperostose énorme des tibias syphilide gommeuse de la région tibio-tarsienne ; pas d'antécédents.

Obs. XV. (F.) — L... (Ant.), 37 ans. Syphilis secondaire a marito ignorée ; syphilide érythémateuse ; alopécie ; ganglions cervicaux.

Obs. XVI. (F.) — G... (Ad.), 46 ans. Ulcération syphilitique du dos du pied droit ; syphilis ignorée.

Obs. XVII. (H.) — D... (Ch.), 52 ans. Exostose à répétition ; arthrite syphilitique du genou gauche ; exostose tibiale symétrique depuis 1873 ; pas d'antécédents.

Année 1878.

Obs. XVIII (F.) — Fr... (M.), 30 ans. Gomme nodulaire du voile du palais et du pharynx ; perforation du voile ; absence d'antécédents.

Obs. XIX (F.) — B... (S.), 30 ans. Gomme ulcérée de la jambe ; début ignoré.

Obs. XX. (F.) — B... (Eug.), 39 ans. Syphilide ulcéreuse et tuberculo-crustacée.

Obs. XXI. (F.) — C... (D.), 22 ans. Syphilide gommeuse de la jambe gauche.

Obs. XXII. (F.) — Ad..., 28 ans. Antécédents de syphilis datant de quelques mois, mais syphilis ignorée ; atrophie syphilitique des papilles.

Obs. XXIII. (F.) — V... (J.). Gomme du pharynx.

Obs. XXIV. (F.) — D... (L.). Gomme de la région scapulaire.

Obs. XXV. (F.) — D... (E.). Ulcération tertiaire phagédénique de la vulve et de l'anus.

Obs. XXVI. (F.) — D... (Ad.). Lymphangite gommeuse de la jambe.

Obs. XXVII. (F.) — C... (M.). Ostéome gommeux du palais.

Obs. XXVIII. (F.) — M... (El.). Ulcérations gommeuses de la région périanale.

Obs. XXIX. (F.) — M... Ulcération tertiaire du cuir chevelu.

Obs. XXX. (F.) — A... Syphilide tuberculeuse excentrique du bras.

Obs. XXXI. (F.) — D... (C.). Syphilide gommeuse de la jambe gauche.

Obs. XXXII. (F.) — B... (C.). Syphilide tuberculo-crustacée des jambes.

Obs. XXXIII. (F.) — D... Syphilide gommeuse des jambes.

Obs. XXXIV. (F.) — S... (Cel.). Myosite syphilitique du sterno-mastoïdien.

Obs. XXXV. (F.) — Aul... (Hel.). Syphilide ulcéreuse et ostéome gommeux du palais.

Obs. XXXVI. (F.) — H... (Aug.). Infiltration gommeuse de la peau du nez.

Obs. XXXVII. (F.) — Ch... (M.), 30 ans. Infiltration gommeuse de la lèvre inférieure; adénopathie sous-maxillaire et sus-hyoïdienne droite ; antécédents nuls.

Obs. XXXVIII. (F.) — F... (L.). Gomme du voile du palais.

Obs. XXXIX. (F.) — P... (M.), 29 ans. Gommes diffuses sous-cutanées de la jambe gauche; syphilide pigmentaire faciale ; syphilis ignorée.

Obs. XL. (F.) — M... (M.), 44 ans. Gomme énorme de la jambe gauche ; exostose considérable du tibia correspondant; gommes du sternum ; exostoses claviculaires; plusieurs enfants morts ; syphilis ignorée.

Obs. XLI. (F.) — S... (L.), 35 ans. Phagédénisme nasal ; perforation du nez ; ulcère serpigineux nasal et pharygien; ulcère palatin et nécrose symptomatique ; syphilis ignorée.

Obs. XLII. (F.) — P... (M.). Nécrose intra-nasale ; œdème de base du nez ; épaississement de la clavicule droite ; absence d'antécédents.

Obs. XLIII. (H.) — V... (K.). Nappe gommeuse de la jambe ; pas d'autre antécédent qu'une chaudepisse.

Obs. XLIV. (H.) — D... Dactylite syphilitique ; syphilis cérébrale ; monoplégie ; pas d'antécédents.

Obs. XLV. (H.) — B... (G.). Perforation du voile du palais ; nie tout accident antérieur.

Obs. XLVI. (H.) — B... (M.). Ulcération phagédénique tertiaire de la verge.

Année 1879.

Obs. XLVII. (F.) — P... (M.), 45 ans. En 1869, névralgies ; céphalées nocturnes ; alopécie passagère ; quelques maux de gorge ; syphilide tuberculo-crustacée serpigineuse, datant de un an ; guérison complète par le traitement spécifique ; pas d'antécédents.

Obs. XLVIII. (F.) — Gl..., 47 ans. Gomme du voile du palais ; pas d'antécédents ; à 22 ans, céphalée et légère alopécie.

Obs. XLIX. (F.) — J..., 43 ans. Syphilide tuberculeuse sèche des avant-bras ; syphilide ulcéreuse du pharynx ; gommes diffuses des jambes.

Obs. L. (F.) — El... (M.), 29 ans. Pas d'antécédent ; ulcère gommeux de la partie supérieure des jambes, consécutif à la fonte de deux tumeurs gommeuses ; début deux mois avant l'entrée ; guérison complète après un mois de traitement.

Obs. LI. (H.) — S... (P.), 55 ans. Syphilide ulcéreuse de la verge ; myosite gommeuse du palais ; absence d'antécédent.

Obs. LII. (H.) — B..., 35 ans. Blennorrhagie antérieure ; il y a deux ans, éruption faciale guérie par l'iodure de potassium ; syphilide gommeuse de la jambe droite, datant de deux mois ; syphilide gommeuse du menton ; syphilis ignorée.

Obs. LIII. (H.) — Bout..., 31 ans. Pas d'autre antécédent qu'une blennorrhagie. Gommes du prépuce et de la peau du fourreau de la verge.

Obs. LIV. (H.) — Biz..., 50 ans. Nie tout antécédent. Traité en 1876 par des pilules hydargyriques et le taffetas de Vigo pour des ulcérations de la jambe. Guérison. Rentré quelques mois plus tard pour des syphilides ulcéreuses de la langue. Guérison en trois semaines par l'iodure de potassium, et les badigeonnages de teinture d'iode ; 10 mois plus tard céphalées violentes, chute sans perte de connaissance, trouble de la vision, syphilis cérébrale.

Obs. LV. (H.) — Ch..., 47 ans. Syphilide tuberculo-ulcéreuse du nez, pas de chancre antérieur.

Obs. LVI. (H.) — C..., (Alf.). Sarcocèle syphilitique. Accident initial passé inaperçu ; mais le malade a été soigné dans le service de M. Hardy pour des syphilides cutanées et buccales.

Année 1880.

Obs. LVII. (H.). — M..., (Félix), 36 ans. Syphilis secondaire. L'accident primitif a passé inaperçu. On n'en trouve pas de trace aux parties génitales, mais on note que le malade a des syphilides papulo-érosives des lèvres et que sur la lèvre supérieure à gauche une de ces syphilides ovalaire et assez étendue rappelle assez bien la forme et l'aspect de l'accident primitif.

Obs. LVIII. (H.) — Gr..., 37 ans. Le malade présente toute la série des accidents secondaires à leur début et une roséole en voie d'effacement. Le scrotum est couvert de syphilides érosives, papulo-érosives et hypertrophiques hideuses, horribles et répandant une odeur infecte. Quand un malade a si peu de soin de lui-même pour se laisser à ce point gagner par la vérole, il n'y a rien d'étonnant de ne pouvoir retrouver le chancre.

Obs.LIX. (H.).— F..., 25 ans. Syphilides tuberculo-crustacées à marche rapide, serpigineuses au coude et aux deux cuisses. Cicatrices très étendues. Le malade ne se rappelle pas avoir eu de chancre, mais il eut deux mois après sa blennorrhagie une éruption cutanée généralisée, en même temps ses cheveux commençaient à tomber.

Obs.LX.— M..., 40 ans. Céphalalgie il y a 4 ans. Périostite gommeuse de la voûte palatine suivie de perforation il y a 2 ans. Coryza intense il y a 4 ans avec élimination de fragments osseux. Destruction de la luette ; bourbillon gommeux sur la paroi postérieure du pharynx. Nez affaissé à sa racine. Les fosses nasales communiquent entre elles. Le malade sort très amélioré par le traitement; il n'a, dit-il, jamais rien eu jusqu'à ses maux de tête qui datent de 4 ans.

Obs. LXI. — Syphilis ignorée. Gommes inguinales. Guérison. Observation prise par M. Barthélemy, chef de clinique.

G... (G.), 44 ans, salle Saint-Louis.— Le malade a eu une chaudepisse il y a 20 ans, pas de rhumatisme, ni de maladie de poitrine. Pas d'antécédents héréditaires ni collatéraux. L'année passée, le malade étant entré dans une fabrique de chapeaux en est sorti huit jours après à cause de l'intoxication mercurielle. Jamais d'autre maladie, habitudes alcooliques depuis six ans. Le malade est pâle et maigre, cachectique, mais n'a pas fait d'excès vénérien. Depuis six mois il n'a pas vu de femme et celle qu'il a vue était, dit-il, bien portante. Il y a six semaines au plus que la maladie a débuté. On ne trouve chez lui aucun antécédent spécifique, la syphilis a passé tout à fait inaperçue. Il a pourtant eu des boutons ecthymateux qu'il a pris pour des clous et dont il reste sur les membres inférieurs des taches brunâtres caractéristiques.

On ne trouve aucun commémoratif concluant de gale. Il y a un mois apparut sur le tiers moyen du tibia une tuméfaction douloureuse ayant tous les attributs d'une périostose spécifique. Pas de traumatisme. Six semaines après la guérison des boutons ecthymateux des ganglions se développèrent dans les aines, plus volumineux du côté gauche. Les régions inguinales sont aujourd'hui occupées par des plaies ulcéreuses, anfractueuses, inégales, à fond tourmenté, avec décollement périphérique et qui offrent une coloration violacée, brunâtre et pigmentée. Depuis que ces adénites sont ouvertes, un certain nombre de lésions ulcéro-squameuses sont venues occuper le fourreau de la verge depuis sa racine jusqu'au prépuce. Le malade affirme bien que ces adénites sont antérieures aux lésions du fourreau et pourtant les plaies inguinales ont une direction transversale. Le professeur Fournier reconnaît dans ces lésions des gommes inguinales qu'il ne faut pas confondre avec une adénite chancreuse ou non. M. Fournier trouve de plus les traces d'une syphilide serpigineuse du fourreau en voie de disparition. Du reste, on ne trouve pas la moindre trace de chancre simple sur les parties génitales ni à l'anus. Ce n'est pas non plus une adénite strumeuse qui aurait donné naissance à une caverne après fonte caséeuse. Une affection strumeuse a une évolution beaucoup plus lente. On prescrit au malade 3 grammes d'iodure de potassium, et du vin de quinquina. Le pansement est fait avec de la charpie saupoudrée d'iodoforme. L'auto-inoculation est faite le 7 mars avec le pus des ulcérations, fétide, sanieux, essentiellement irritant.

11 mars. L'inoculation n'est pas négative et cependant les plaies inguinales n'ont rien de l'aspect d'une adénite chancreuse. Le fond n'en a pas le caractère jaune gai, ni les bords rouges décollés, ni le fond vermoulu du chancre simple ; c'est une excavation faite par quelque chose qui a fondu et s'est ensuite éliminée laissant une ulcération irrégulière à bords décollés, calleux, violacés, pigmentés, à fond bourgeonnant et sécrétant un pus abondant. Quant au produit de l'inoculation, c'est une fausse pustule.

12 mars. Le malade est d'une extrême susceptibilité vis-à-vis l'iodure de potassium. On lui prescrit une pilule de sublimé, et 50 centigrammes de KI. On ne trouve pas la moindre trace de chancre simple.

22 mars. Le résultat de l'inoculation est une ulcération qui grandit toujours ; elle est assez profonde et large comme une pièce de 1 franc. Son fond est irrégulier, tourmenté, granuleux, alvéolaire, mais de coloration grise, bleue, jaune sale et rappelant les ulcérations inguinales au moment de l'entrée. Celles-ci sont bourgeonnantes, roses comme des plaies vivaces marchant vers la réparation et très améliorées par le traitement général et local. Le pus est plus jaune, mieux lié, moins fétide.

25 mars. Le malade se plaint d'algidité périphérique, il est légèrement cyanosé. Il est toujours pâle et maigre et d'un état général peu satisfaisant.

27 mars. La plaie d'inoculation ne serait d'après son aspect qu'une syphilide ulcéreuse provoquée. Le malade attribue lui-même les plaies du fourreau au pus irritant qui s'écoulait des aines. Il raconte bien que les plaies des aines sont les premières dont il s'est aperçu. La lésion du bras est beaucoup plus superficielle, ses bords sont plats ;

elle tend à s'encroûter. Très sûrement cette lésion n est pas un chancre ou du moins elle n'a rien de l'évolution d'un chancre. Les plaies inguinales se séparent; à droite, les bords en sont décollés dans une étendue de 1 centimètre environ. On cautérise les parties décollées au nitrate d'argent.

30 mars. Malaises depuis quelques jours. Le malade est pâle, se plaint de gastralgie. La céphalalgie le prive de sommeil.

1er avril. La plaie en voie de guérison bourgeonne; le fond fait saillie.

20 avril. Depuis quelque temps les plaies ne font plus de grands progrès vers la cicatrisation. Leur fond est jaunâtre, demi fongueux bourgeonnant sans vitalité. Cependant la réparation se fait encore. L'état général est mauvais; le teint du malade devient terreux, puis après avoir eu le soir des frissons et de la fièvre le malade présente une lymphangite gangréneuse du fourreau qui lui fait une large perte de substance irrégulière intéressant la peau du fourreau. La plaie qui en résulte se met à bourgeonner et à guérir et ce qu'il y a de remarquable c'est la guérison rapide des lésions inguinales vers la fin de la lymphite.

Obs. LXII. — *Glossite syphilitique. Syphilis cérébrale.* (Observation recueillie par M. Barthélemy, chef de clinique)..., — G. (V.) 38 ans, bijoutier, entré le 14 février 1880, salle Saint-Louis. Antécédents strumeux très accentués. Epilepsie jusqu'à 19 ans. Absence complète d'antécédents spécifiques. Pour la première fois, il y a deux ans, le malade éprouva des douleurs vives dans les membres et resta alité trois semaines; il guérit spontanément. La glossite a débuté en août 1879; le malade n'a jamais chiqué et n'a jamais beaucoup fumé. Dès qu'il sentit les premières démangeaisons à la langue, il cessa de fumer. Il éprouva à ce moment de la difficulté pour manger à cause de la douleur et du gonflement. Il parlait déjà plus difficilement. La langue est blanche et plissée. Le goût est presque aboli et le malade a la bouche amère. Les douleurs à la mastication sont très vives. Pas d'autre symptôme. Au commencement de décembre dernier il y eut une amélioration.

Quoique la glossite paraisse plus accentuée à gauche, on note l'abolition de la sensibilité sensorielle du côté droit à l'aide du sulfate de quinine. La langue est partagée en une foule de petits ilots irréguliers, montrant des plis profonds et portant à gauche l'empreinte des dents et de la rougeur. Sa consistance est dure.

Depuis décembre dernier, le malade éprouve des maux de tête bitemporaux, plus intenses la nuit qu'il passe sans sommeil. Jamais il n'a eu de paralysie véritable, mais depuis six mois il y a eu une grande diminution de la force musculaire du côté droit. De ce côté également la sensibilité des membres est presque nulle à la douleur, au contact et à la température. L'ouïe est diminuée à droite ainsi que la vue.

Les aimants et les procédés métallothérapiques de Burq ont échoué. Depuis août jusqu'en décembre le malade a pris une cuillerée de sirop de Gibert par jour et 3 grammes d'iodure de potassium, du sulfate de quinine, et des révulsifs ont été appliqués sur la nuque. Depuis le mois de décembre pas de traitement. Aujourd'hui on note une légère atrophie de la papille droite. Le malade dit qu'il a la tête dans le vague; il est incapable du moindre effort intellectuel. La mémoire est diminuée. Il est abattu, triste, et se plaint d'oppression. L'examen des organes thoraciques ne donne pas de résultat.

Obs. LXIII. — *Sarcocèle syphilitique. Gommes scrotales.* (Observation prise par M. Maubertier, externe du service.)

Et. (Em.), 72 ans, entré salle Saint-Louis, 8 mai 1880. Le malade a eu à 28 ans la fièvre intermittente dont les accès se sont montrés pendant dix-huit mois. Il a trois enfants bien portants, sa femme a eu une fausse couche occasionnée par une chute. Négation de tout antécédent syphilitique; jamais de maux de gorge, ni d'affection cutanée; à l'âge de 28 ans ses cheveux sont tombés à la suite de sa fièvre intermittente; à cette époque il souffrait de violents maux de tête. En septembre dernier, le testicule gauche se tuméfia sans cause et en quelques jours acquit un volume supérieur à son volume actuel. Le testicule était quelque peu douloureux spontanément; le médecin consulté fit porter un suspensoir avec de l'ouate et appliquer quelques cataplasmes. Le testicule diminua pour garder le volume actuel. En janvier apparut une tuméfaction du côté droit mais qui se développa moins rapidement. Le malade ne fit pas de traitement. Au mois de février il se forma à la racine du scrotum, au niveau de la verge, un orifice fistuleux qui livra passage à un liquide que le malade compare à de l'urine et l'hydrocèle qui existait à droite disparut aussitôt; la quantité de liquide évacué ne put être appréciée. L'orifice fistuleux persista; aucun médecin n'étant appelé, le malade se contenta d'appliquer deux fois par jour sur le scrotum des compresses qu'il retirait souillées de pus. La plaie s'agrandit alors considérablement donnant issue surtout par la pression à une grande quantité de pus.

Etat actuel. — Le testicule droit a son volume normal et n'est pas altéré de ce côté. Le testicule gauche est très gros, très dur; son volume est celui d'un œuf d'oie ; la surface est parsemée d'aspérités surtout à la partie inférieure. Le malade ne ressent aucune douleur spontanée ou provoquée. L'épididyme est distinct; le cordon est tuméfié mais non sensible. Sur le scrotum, à droite, on trouve au voisinage de la verge une plaie profonde pouvant admettre dans sa cavité une noisette ; les bords sont irréguliers, le fond est lisse dans sa plus grande partie et non bourgeonnant. A la partie inférieure du même côté existe une plaie ayant 3 ou 4 centimètres en hauteur, ressemblant à une fente lorsqu'on ne tiraille pas le scrotum. Si on écarte alors les lèvres de cette plaie, on en trouve les bords irréguliers et une cavité limitée par des languettes de peau d'une largeur variable de 1/2 centimètre à 1 centimètre 1/2. Ces languettes simulent les bourgeons existant dans les cas de fistule uréthrale, mais elles ne sont pas indurées. Le fond de cette plaie est lisse comme la première, et lorsqu'on en saisit la base entre les doigts on trouve une induration très nette. Ces deux plaies, qui n'en formaient qu'une autrefois sont séparées par un pont cutané de 2 centimètres.

Au-dessous du mamelon gauche on trouve une petite induration cutanée où la peau est rouge violacé. Le malade en ignorait l'existence. Dans le dos on note une plaque de pityriasis versicolor.

Depuis un an la malade est gênée par des douleurs occupant le genou et le mollet.

La miction se fait sans aucune difficulté. Rien d'anormal dans les garde-robes.

Les ulcérations scrotales ont été pansées avec la poudre d'iodoforme. A l'intérieur, le malade a pris de l'iodure de potassium. Guérison et sortie de l'hôpital dans le courant de juillet.

Obs. LXIV. — *Syphilides ulcéreuses ou gommeuses du coude gauche. Pseudo-arthrite syphilitique du coude. Vaste tumeur gommeuse de l'hypochondre droit en arrière. Décollements profonds. Guérison de tous les accidents. Deuxième séjour. Accidents abdominaux (syphilis hépatique), amélioration rapide.* (Observation prise par le Dr Barthélemy.)

Men..., 60 ans, cordonnier, nº 35, salle Saint-Louis. Premier séjour du 19 juillet au 20 septembre 1879 ; deuxième séjour du 14 février au 27 mars 1880. Antécédents strumeux. Blennorrhagie en 1841. Le malade n'aurait jamais eu de chancre, jamais d'éruption cutanée, sauf des furoncles il y a quinze ans, qui sont survenus aux jambes et aux genoux. Le malade en a beaucoup souffert ; il en reste actuellement des cicatrices lisses, blanches, de la largeur d'une pièce de 2 fr. Il y a un an, début d'une grosseur à l'extrémité supérieure du cubitus en arrière, le malade l'ouvrit avec une alène et la plaie non fermée donna issue à un écoulement médiocre de pus. Il y a quatre ou cinq mois survinrent deux accidents analogues à la partie postérieure du coude, au bord externe du cubitus et à l'épicondyle. Le coude est un peu tuméfié ; le bras est amaigri mais les mouvements sont libres et non douloureux. Les téguments sont un peu décollés et de la poche supérieure sort un pus granuleux. Aucun os n'est dénudé.

Dans l'hypochondre droit se développa une tumeur qui se ramollit et s'élimina il y a cinq mois laissant une large perte de substance, allongée suivant la direction des côtes, à bords nets taillés à pic et décollés sur une grande étendue. La sonde arrive à une grande hauteur sur la surface rugueuse et dénudée d'une côte. Traitement à l'iodure et à l'huile de foie de morue. Cautérisation au nitrate d'argent. Guérison au bout de six semaines.

Le malade jouit ensuite d'une bonne santé pendant deux mois, puis il éprouva des malaises, de l'affaiblissement ; son ventre se gonfla, se ballonna et on constata de l'ascite.

Il y a un mois, il eut des douleurs vives dans l'hypochondre droit et depuis une sensibilité assez vive de l'abdomen a persisté.

Jamais il n'a eu de diarrhée ni de mélæna, jamais de vomissements bilieux ou marc de café. Pas de sable dans l'urine ; pas de tumeur abdominale. L'appétit est conservé et le malade n'accuse pas de troubles digestifs bien nets. Son teint est légèrement subictérique. Les urines ne contiennent ni bile, ni sucre, ni albumine mais une grande quantité de rosacine. Le malade est maigre, affaibli, il tousse et se plaint de sueurs nocturnes, cependant on ne trouve rien aux sommets. Les jambes n'ont jamais été enflées ; du reste l'auscultation du cœur est normale. La cicatrice de l'hypochondre est fermée, celle du coude a entraîné l'adhérence de la peau au cubitus. Le malade est surtout dans un grand état de misère sociale. On constate une légère ascite ; le foie est un peu volumineux. On prescrit au malade une dose quotidienne de 3 gr. d'iodure.

6 mars. On constate avec la disparition de l'ascite, une amélioration très grande. Il persiste une légère congestion hépatique ; la pression dans la fosse iliaque droite réveille de la douleur qui est déjà spontanée. Pas de typhlite. Vésicatoire sur la fosse iliaque droite

Le 27. L'état général est satisfaisant et le malade retourne chez lui dans un état de convalescence.

Obs. LXV. *Périostose gommeuse de la racine du nez.* (Obs. prise par M. Barthélemy, chef de clinique.)

M.-L... (M.), 33 ans, journalière, salle Saint-Thomas, n° 19.

Bonne santé habituelle ; 8 grossesses ainsi réparties :

Le 1er, le 5e et le 6e enfant sont vivants.

La 3e en 1870, fausse couche de 5 mois à la suite d'une chute.

La 2e. Petite fille de 4 ans, morte en quinze jours.

La 4e. Enfant mort à 11 mois par défaut d'allaitement, mort après trois semaines de biberon qu'il ne put supporter.

Les deux derniers enfants sont morts aussi l'un à 19 jours il y a cinq ans, l'autre à 18 jours il y a trois ans. Ils n'avaient pas de boutons sur le corps mais étaient d'une faiblesse extrême.

Gourmes légères dans l'enfance ; bonne santé habituelle. Mari bien portant ; il a eu des clous dans son adolescence mais pas de maux de gorge ni de douleurs. Elle-même n'a jamais été alitée que par ses couches.

Depuis deux ans, la malade souffre horriblement de la tête. Perte d'appétit et grand amaigrissement. Sommeil impossible à cause de l'exaspération nocturne. Coups de marteau dans le front et les tempes. Cet hiver elle perdit presque tous ses cheveux sous l'influence des maux de tête. Depuis un an, catarrhe nasal abondant. Quelques étourdissements de temps en temps. Jamais de douleurs ostéocopes dans les jambes ni dans les clavicules ; pas de périostose.

Jamais de maladie de peau, pas de trace de clous, pas de cicatrice. L'odorat, qui au dire de la malade était très fin, est perdu depuis six semaines.

Les maux de tête sont devenus atroces il y a deux mois. A cette époque, à la racine du nez du côté droit et à la hauteur de l'œil et non plus bas et en arrière comme le serait une tumeur lacrymale, il se forma une tumeur d'abord du volume d'un pois, puis d'une cerise et enfin d'une noix.

Il y a quatre semaines, la peau qui avait rougi peu à peu se perfora à la suite d'un éternument pour donner issue à du muco-pus et à du sang ; la malade n'a pas observé d'esquilles. Les maux de tête cessèrent quand la tumeur eut acquis le volume d'une cerise. La malade n'a jamais ressenti de douleur dans la gorge et cependant la gouttière pharyngienne est rouge, irrégulière, bourgeonnante et de plus percée en plusieurs points d'ulcérations profondes et entaillées ayant succédé à des gommes pharyngiennes multiples. C'est pour la lésion du nez que la malade vient consulter, car elle ne se doute pas de celle de la gorge qui a évolué rapidement et silencieusement.

La malade n'a jamais eu la moindre rougeur à la peau ni la plus petite écorchure aux parties. Ici la syphilis est complètement passée inaperçue et par suite jamais traitée. La plaie de la base du nez est de la largeur d'une pièce de 50 centimes, les bords sont entaillés, décollés ; le centre profond, irrégulier, caché sous un magma de mucopus, vestige du bourbillon gommeux en partie éliminé avec les tissus sains. Une aréole rouge, violacée entoure cette perte de substance Cette grave lésion est absolument indolente. L'œil est sain ; les paupières normales et les larmes suivent leurs voies naturelles ; le nez n'était nullement déformé auparavant. Aucune affection ne peut être confondue avec cette périostite gommeuse. Très peu de temps après la plaie du nez apparut une glande préauriculaire, cette glande a aujourd'hui le volume d'un œuf de pigeon ; la peau à son niveau est rouge et la fluctuation est manifeste. Un mois avant toute lésion s'était développé un ganglion sus-hyoïdien qui devint énorme puis disparut sans suppurer. Il a aujourd'hui le volume d'une cerise, il est dur et indolent. Ce dernier est purement symptomatique de lésions inflammatoires ; le préauriculaire est peut-être une gomme ganglionnaire.

Les os du nez sont perforés, un stylet enfoncé, introduit par la narine droite ressort par la plaie de la base du nez.

Traitement. — Sirop de Gibert, 2 cuillerées. Iodure de potassium. Cautérisations de la lésion à la teinture d'iode.

La malade demande à sortir le 29 juillet. L'état local s'est beaucoup amélioré, mais la perte de substance persiste.

Obs. LXVI. — *Syphilis ignorée. Cachexie syphilitique. Gomme syphilitique.* (Observation prise par l'auteur.) — M... (B.), lingère, entrée le 20 mai 1880, salle Saint-Thomas, n° 37.

Antécédents lymphatiques. Constitution délicate, maigreur. Périostite du fémur à l'âge de 8 ans. A 9 ans, abcès froid de l'épaule. Réglée à 16 ans ; menstruation régulière mais douloureuse et ne durant qu'un jour. Pas de leucorrhée. A 23 ans, fausse couche d'un mois. Pas d'autre grossesse. Il y a cinq ans, herpès vulvaire (?) se constituant par poussées successives pendant dix mois.

Il y a huit ans environ, perte des cheveux ; depuis deux ans, névralgies temporales droites, très vives entraînant quelquefois l'insomnie pour huit jours. Ces névralgies durèrent deux ans encore et disparurent spontanément.

Depuis un an, la malade très souffrante est sujette à des accès de gastralgie avec vomissements, à des points de côté et à des douleurs très vives dans la jambe droite, avec exacerbation nocturne ; ce sont des douleurs ostéocopes la privant de tout sommeil. Le tibia tout entier est le siège d'une périostite intense, très douloureuse, sensible à la pression et ayant amené sur la partie moyenne du tibia une tuméfaction considérable. Pas de fièvre, mais épuisement par la douleur et le manque de repos ; pâleur, maigreur et cachexie.

Il y a trois mois, début d'une gomme sous-cutanée et cutanée de la région de l'omoplate gauche. Il y a six semaines, une croûte noire se forma pour se ramollir il y a quinze jours ; puis elle se souleva et donna lieu à un écoulement abondant de pus épais, jaunâtre et fétide.

Aujourd'hui elle est en partie disparue et on observe une plaie à bords entaillés. C'est, en somme, une large gomme recouverte non seulement par le bourbillon, mais par la peau sphacélée.

Guérison complète et sortie de la malade avec un état général excellent le 15 juillet.

Obs. LXVII. — *Début ignoré de la syphilis. Jamais de traitement hydrargyrique. Traitement ioduré prolongé n'ayant pas empêché l'apparition d'une gomme musculaire très étendue du mollet gauche. Infiltration gommeuse du derme et du tissu cicatriciel à la périphérie. Vaste perte de substance.* (Observation prise par M. Barthélemy.) — C... (M.), 31 ans, entrée le 17 mars 1880, n° 4, salle Saint-Thomas. Quelques antécédents strumeux. Réglée à 13 ans, menstruation indolente et régulière. Grossesse à terme à 18 ans, enfant mort-né trois jours avant ses couches la mère avait faite une chute à la suite de laquelle elle ne sentit plus son enfant remuer. Pas d'autre grossesse.

Début de la syphilis inconnu, la malade niant tout antécédent. Il y a trois ans à la suite d'une colère, elle eut une « éruption de sang » qui d'après les symptômes observés par elle semble avoir été une urticaire.

Il y a quatre ans, pour la première fois, attaque d'hystérie causée par la frayeur du tonnerre. Elle en a eu plusieurs depuis.

Migraines fréquentes, diurnes. Bon sommeil. Pas d'analgésie. Depuis trois ans, chute continue mais peu abondante des cheveux. Pas d'érosion à la langue, ni à la bouche. Pas d'angine fréquente. Jamais de taches sur le corps à part l'éruption signalée plus haut. Jamais de douleurs des tibias, des clavicules, ni du sternum. Sensation de lassitude généralisée et quelques mouvements fébriles le soir depuis six mois seulement.

Pas de périostite, ni de cicatrice nulle part.

Dans l'aîne droite quelques ganglions peu volumineux. Il y a deux ans, céphalalgies se présentant de midi à minuit très intenses, empêchant tout travail et tout sommeil. Deux mois après, deux bosses apparurent au niveau de chaque bosse frontale; elles durèrent six mois avec les maux de tête. La malade prit à cette époque 4 gr. d'iodure de potassium par jour. Depuis trois ans, c'est-à-dire avant la céphalée, M G. Bergeron soumettait la malade à un traitement ioduré continu. Au bout de six mois, bosses et céphalées disparurent sans revenir, mais sept mois après, une grosseur du volume d'une noisette se montra au mollet gauche. Quatre mois auparavant, rhumatisme articulaire aigu fébrile, généralisé qui dura deux mois et qui fut soigné par les bains de sublimé et le salicylate de soude. La gomme qui se développa alors dans le mollet fut peu douloureuse, n'empêcha pas la marche et occasionna du gonflement quinze jours seulement avant de s'ouvrir. Elle perça la peau sept à huit mois après son début, c'est-à-dire le 18 février 1879. Malgré le traitement ioduré, le pansement au taffetas de Vigo, la tisane de salsepareille, l'iode, la glycérine et l'iodoforme, la plaie ne fit que s'étendre et se creuser de façon à acquérir aujourd'hui la largeur de la paume de la main et 1 c. 1/2 de profondeur au centre. Le 20 mars, la plaie a déjà un meilleur aspect, sans douleur et sans réaction fébrile. Les bourgeons du centre de la plaie reposent sur des muscles. — Charpie sèche, puis pansement à l'iodoforme. La plaie est entourée d'une zone cutanée circulaire rugueuse, épaisse, dure, sans souplesse que M. Fournier juge causée par l'infiltration gommeuse du derme.

Iodure de potassium,3 gr. par jour.Une pilule de sublimé de 1 cent bains tous les jours.

2 avril. On note une grande amélioration de la plaie comme étendue et comme profondeur.

Le 20. La plaie égale la largeur d'une pièce de 5 francs, la cicatrice est égale et plus lisse.

Depuis ce moment la cicatrisation de la plaie centrale semble s'arrêter quand celle-ci a acquis la largeur d'une pièce de 50 centimes. Cette lenteur de la cicatrisation tient, comme le fait remarquer M. Fournier, à l'étranglement des vaisseaux qui s'y rendent par le tissu inodulaire périphérique. Les cautérisations quotidiennes au nitrate d'argent, les pansements à l'onguent styrax paraissent impuissants. M. Fournier fait faire une compression méthodique s'exerçant uniformément sur tout le mollet. Pansement à l'iodoforme et à la charpie sèche. La malade sort enfin guérie le 24 juillet.

Obs. LXVIII. — *Perforation du voile du palais.* — Marie F...

32 ans, n° 31, salle Saint-Thomas, séjour en juillet 1880. La syphilis n'a jamais été traitée et date de 6 ou 8 ans. La malade est dans un état de faiblesse extrême ; elle est pâle, se plaint de maux de tête et de vertiges, de fièvre et de sueurs nocturnes. Pas d'alopécie. Quelquefois la voix est éteinte. Jamais la malade n'a eu de douleur de gorge et pourtant le voile du palais est en partie détruit et la luette est filiforme. On ne trouve chez elle pas le moindre antécédent spécifique.

Gommes multiples cutanées et sous-cutanées couvrant le dos et le front. — L... (Cél.), 48 ans, n° 12, salle Saint-Thomas, janvier 1880. Les accidents primitifs et secondaires paraissent avoir passé totalement inaperçus. Il y a cinq ans la malade eut une éruption probablement ecthymateuse de la peau ; on en voit les cicatrices. Début, il y a quatre mois, de petites tumeurs situées dans le dos. Ces tumeurs s'ulcérèrent et se couvrirent de croûtes. Aujourd'hui on en voit les nombreuses cicatrices dans le dos. Dans la fosse sus-épineuse droite on trouve une croûte noire de la largeur d'une pièce de 1 fr. à bords ulcérés et à base indurée. Au dos, 8 ulcérations arrondies à fond croûteux, ulcérations semblables sur le front. A la cuisse droite, 2 petites gommes.

Obs. LXIX. — *Périostite gommeuse. Perforation de la voûte du palais.* — Gl... (H.), 47 ans, salle Saint-Thomas, n° 40, janvier 1880. Pas le moindre antécédent spécifique. Début par le gonflement de la voûte palatine, puis ouverture de la tumeur de laquelle il s'échappe du pus, il en résulta une petite perforation laissant juste passer la sonde cannelée. Catarrhe nasal abondant. Enfin, céphalées intenses depuis un an.

Obs. LXX. — *Exostose et gommes.* — R... (Al.), 26 ans, n° 18, salle Saint-Thomas, janvier 1880. Exostose du cubitus gauche datant d'un an, guérie par un traitement en ville (sirop et pommade) que la malade ignore. Cette exostose a disparu seulement depuis un mois. Gommes multiples du genou. Gomme volumineuse de la jambe droite ; état gangréneux des téguments voisins. Absence d'antécédents.

Obs. LXXI. — Lecl... (Cons.), 37 ans, n° 4, salle Saint-Thomas, novembre 1873. Syphilide tuberculo-ulcéreuse du front et du cuir chevelu. Alopécie par lésion. Céphalalgie. Amaigrissement rapide. Syphilide ulcéreuse périanale et vulvaire. Plaque lisse de la langue. Sur

5 enfants, elle a eu 1 enfant mort à 5 ans de la rougeole, 1 autre mort de convulsions à 18 mois, trois autres morts à 3, à 17 et à 18 jours. La malade nie toute espèce d'antécédent.

Obs. LXXII. — L... (S.), 37 ans, salle Saint-Thomas, n° 19, mai 1880. Périostite gommeuse des os propres du nez. Erysipèle. Carie des mêmes os. Ozène épouvantable. Rejet de mucosités abondantes et très fétides. Perforation de la voûte palatine, destruction de la cloison et des os du nez du côté gauche. Effondrement du nez. Voix nasonnée. Déglutition à peu près normale. Voile du palais en partie détruit ; des lambeaux de luette et de piliers du voile ont contracté des adhérences entre eux et avec le pharynx. Issue de séquestres mobiles par le lithotriteur. L'ozène a disparu à la suite. Absence complète d'antécédents syphilitiques.

Obs. LXXIII. — F... (Ad.), 30 ans, n° 24, salle Saint-Thomas. Entrée le 10 mars, morte le 16 mai 1880.

Névrite optique d'origine spécifique. Périostites costale et fronto-pariétale. Paralysies oculaires (3e et 6e paires droites). Paraplégie légère. Céphalalgie frontale. Les antécédents ont passé inaperçus et la malade n'a commencé le traitement qu'au moment des accidents graves, il y a 4 ans. Il y a 4 ou 5 ans, elle eut des céphalées épouvantables. Aujourd'hui, perte complète de la vue. La malade entre, du reste, pour une métrorrhagie symptomatique d'un cancer utérin. Incontinence nocturne d'urine. Mort de péritonite par perforation produite par les progrès de l'ulcération cancéreuse. La mère devint syphilitique à l'âge de 28 ans, fit alors une fausse couche quelques mois après. Il y a trois ans, elle eut une gomme de la jambe droite dont il reste des cicatrices pigmentées. Actuellement, elle porte une gomme du mollet.

Obs. LXXIV. — C. D..., 37 ans. Séjour en avril 1880. Syphilis ignorée. Syphilide tuberculo-ulcéreuse et tuberculo-croûteuse de la région de l'omoplate droite. Guérison complète.

5 grossesses décomposées ainsi qu'il suit : 2 avortements, 3 morts (à 6 semaines, à 2 ans (épuisement) et un dernier mort de variole).

Obs. LXXV. — *Lupus syphilitique. Troubles intellectuels.* — X..., institutrice. Salle Saint-Thomas, n° 19. Séjour en mars et avril 1880.

Syphilide tuberculeuse datant de 7 à 8 ans. Cicatrices anciennes siégeant sur la tête et la face. Trois groupes de syphilides tuberculeuses, lenticulaires sur la tempe droite, la tempe gauche et la joue gauche. Quelques plaques sur la nuque à la racine des cheveux. A la partie supérieure du dos on voit 2 grandes cicatrices; ces lésions sont analogues à celles de la face. Quelques papules hypertrophiques sur la grande lèvre droite. L'éruption qui siège sur la tempe aurait débuté en 1872 ou en 1873. En 1871, la malade se rappela avoir eu des croûtes et des ulcérations du cuir chevelu qui ont duré 2 mois. La malade a si peu de mémoire qu'elle ne se rappelle pas le traitement qu'elle a suivi. Affaiblissement notable de la mémoire et de l'intelligence; caractère bizarre. Sirop de Gibert et iodure de potassium, pansement avec le taffetas de Vigo. Guérison rapide. La ressemblance avec le lupus tuberculeux est frappante, mais la marche et la guérison par le traitement imposent le diagnostic syphilis, malgré l'absence d'antécédents.

Obs. LXXVI. — N..., 49 ans. Salle Saint-Thomas, nº 8. Janvier et février 1880. Syphilis ancienne ignorée. Plusieurs enfants probablement syphilitiques. 3 gommes. Hyperostose du tiers supérieur du tibia.

1er enfant mort à 4 ans, 2e enfant mort à 5 semaines, le 3e mort à 2 jours, le 4e à 9 mois a eu des boutons aux pieds, aux cuisses. Il y a 20 ans, la malade se rappela avoir eu des maux de gorge. Jamais, dit-elle, elle n'a eu de boutons à la langue, sur le corps, de croûtes dans les cheveux ni d'alopécie. Il y a 15 ans, elle éprouva des douleurs vagues dans les membres sans localisation, c'était plutôt une sensation d'extrême fatigue. Jamais de traitement.

Début il y a un an d'une gomme au-dessus du condyle interne du tibia; il y a un mois, apparition d'une autre gomme sur la partie moyenne et antérieure de la jambe gauche. Enfin depuis 15 jours sur le tibia droit une autre gomme s'est fondue laissant une large caverne anfractueuse à bords décollés.

Troubles généraux, vertiges continuels, fourmillements dans les membres supérieurs. La malade est mise au traitement spécifique. La gomme de la jambe gauche se résorbe, les deux autres se cicatrisent. La malade sort améliorée et continuera son traitement chez elle.

Obs. LXXVII. — J. Th..., 46 ans. Salle Saint-Thomas, nº 10. Séjour de décembre à mars 1880.

Syphilis de date inconnue. Gomme diffuse en nappe de la partie supérieure de la jambe droite en 1878. Céphalalgie chronique : marche ébrieuse incertaine. Affaiblissement progressif. Troubles nerveux datant de 3 mois au moment de l'entrée. 1 enfant mort à 5 mois, 1 à 2 ans. 1 à 18 mois. Un accouchement prématuré à 8 mois. 1 enfant mort à 19 ans au service militaire. Le 6e enfant ne lui a pas laissé de souvenir sur la cause de sa mort. Pas de grossesse depuis 6 ans. La malade sort améliorée par le traitement.

Obs. LXXVIII. — D..., 63 ans. Salle Saint-Thomas, n° 18. Février 1880.

Syphilide tuberculo-crustacée de la joue droite datant de 16 mois. Pas d'antécédents. Guérison en quelques semaines dès que la syphilis a été reconnue et traitée.

Obs. LXXIX. — H. Ad..., 39 ans. Salle Saint-Thomas, n° 35. Février-mars 1880. Cicatrices péribuccales anciennes. Kéloïdes de la joue. Ulcération nouvelle de la lèvre inférieure. Guérison rapide par le traitement spécifique.

En 1870, la malade eut des boutons à la narine droite, puis à la commissure labiale gauche. Au pourtour de la bouche et sur le menton se montrèrent des squames qui devinrent des croûtes, lesquelles en tombant laissèrent des plaies roses, bourgeonnantes, qui se cicatrisèrent. On en voit actuellement les traces qui consistent en quelques brides cicatricielles à bords arrondis en forme d'arcade. Actuellement la lèvre inférieure est le siège de boutons croûteux ecthymateux. Il y a quatre ou cinq ans la malade était sujette à des névralgies bitemporales abdominales qui forçaient la malade à se lever et à se mettre malgré la neige à la fenêtre où elle avait tenté de se jeter. Ces névralgies cessèrent spontanément au bout de 2 ans.

Traitement. — Sirop de Gibert 2 cuil. par jour, iodure 2 gr. Guérison rapide.

Obs. LXXX. — *Syphilide tuberculo-crustacée du nez. Lésions syphilitiques du voile du palais. Syphilis ignorée.* — Fl. M..., 45 ans. N° 23, salle Saint-Thomas. Entrée le 8 février 1880. Sortie le 15 mars.

Aucun antécédent spécifique. Accidents strumeux de l'enfance. Mère morte hydropique à 60 ans Père mort à 70 ans. Réglée à 13 ans. Pas de fausse couche. Un enfant mort du croup à 3 ans, un autre mort à 10 mois de diarrhée, sans manifestations cutanées. La malade porte des ganglions rétro-cervicaux doubles. A la cuisse droite on voit une cicatrice en arcade sans induration. La malade ne peut fournir aucun renseignement à ce sujet. Dans l'aine gauche une cicatrice datant de l'enfance. Adénopathie inguinale double médiocre.

L'affection actuelle a débuté il y a six mois ; la malade moucha abondamment un mucus jaunâtre, épais, mêlé de croûtes. Il y a quatre mois, les narines prirent une teinte rouge et la base du nez devint douloureuse non seulement spontanément, mais au moindre contact. En même temps, elle eut des céphalées frontales irradiées vers la face et accompagnées d'insomnie. Ces douleurs ont disparu depuis un mois à la suite de purgations répétées. Il y a deux mois, des croûtes commencèrent à envahir la plaque rouge du nez de sorte qu'aujourd'hui la lèvre supérieure et surtout le lobule en totalité depuis les narines jusqu'à la région interoculaire les sillons naso-jugaux gauche et naso-sourcilier droit sont recouverts par des croûtes dures, sèches, saillantes, épaisses, confluentes, mais primitivement distinctes, d'un aspect grisâtre, brunâtre sur les bords. En les soulevant, on trouve un peu de pus. Les ganglions correspondants ne sont pas engorgés. La cloison nasale est perforée et le stylet la traverse facilement. Depuis un an la déglutition est gênée mais nullement douloureuse, et cependant on trouve des lésions considérables tant sur le voile du palais que sur la voûte palatine portant tous deux de nombreuses ulcérations, soit cicatrisées, soit encore bourgeonnantes et rouges. La muqueuse est presque totalement transformée et a perdu ses papilles et son aspect velouté et rose. La luette est détruite.

Traitement. — Pansement au taffetas de Vigo. Iodure 3 gr. 1 pilule de protoiodure.

L'amélioration a été rapide et le 18 mars la malade quitte l'hôpital guérie dans les limites du possible, les pertes de substance persistent naturellement, mais la maladie est enrayée.

Obs. LXXXI. — Gomme du voile du palais.

Ch... (Ant.), 45 ans, nº 11, salle Saint-Thomas. Février-juin 1880.

Syphilis absolument ignorée. L'an passé la malade a eu une ulcération de l'amygdale et une gomme de la jambe. Elle a pris pendant deux mois 2 gr. d'iodure par jour et 2 pilules de protoiodure. A la suite des grands froids elle a eu de nouveau mal à la gorge. Actuellement sa voix est nasonnée ; elle éprouve de la dysphagie. Céphalalgie frontale, insomnie et asthénie.

Le voile du palais est tuméfié, rouge ; la muqueuse est largement entamée par une ulcération profonde ayant l'aspect d'une caverne et formée par la fonte d'une gomme. Les amygdales participent au processus inflammatoire mais ne sont pas ulcérées. Du muco-pus abondant tapisse le pharynx qui porte une ulcération

Traitement. — Iodure 4 gr., puis, 6 gr., frictions mercurielles 4 gr. qui sont portées à 6 gr. Cautérisations avec un pinceau imbibé de teinture d'iode. Le malade est cachectique.

Le 15 avril, il y a une amélioration de l'état local, mais il reste une perte de substance de toute la partie médiane du voile de la largeur d'une pièce de 5 fr., l'amygdale droite est en partie détruite, la gauche est détruite dans son tiers supérieur. Le tout bourgeonne et marche vers la guérison.

On apprend dans la suite que si la malade a tant tardé à guérir, c'est qu'elle s'est obstinée jusqu'à quelques jours à rejeter ses médicaments en cachette.

Obs. LXXXII. — *Cirrhose syphilitique, ascite, œdème des membres inférieurs. Guérison.* — J. Em..., 57 ans, n° 28, salle Saint-Thomas, entrée le 10 décembre 1879.

Mère morte de la poitrine, père alcoolique mort à 60 ans. Bonne santé habituelle. Mariée à 25 ans, réglée normalement. Ménopause à 47 ans. Un seul enfant mort de convulsions à 3 ans. Mari buveur mort il y a dix ans, d'érysipèle de la face. La malade n'a jamais rien observé sur elle ; tout ce qu'elle sait, c'est que son mari était atteint de « boutons d'échauffement » et que son médecin lui fit prendre pendant longtemps des pilules dont elle ignore le contenu. Depuis quatorze ans, elle souffre de migraines, de névralgies frontales. Elle est très faible, et a eu des habitudes alcooliques.

En 1870, le ventre grossit, devint douloureux et ballonné. Elle porte depuis vingt ans dans la fosse iliaque droite une tumeur dure, lisse, mobile, stationnaire comme volume.

Elle est sujette à des palpitations fréquentes, mais l'auscultation ne révèle pas de lésions valvulaires. Les jambes n'ont jamais été enflées.

Elle entre pour la première fois à Saint-Louis pour se faire soigner d'une syphilide ecthymateuse (septembre 1879). Iodure 2 gr. et 1 pil. de sublimé.

Elle était depuis dix jours à l'hôpital quand ses jambes enflèrent pour la première fois. Ces accidents disparurent par la digitale et les reconstituants. La malade est alors obligée de quitter l'hôpital, elle s'en va avec une chute de cheveux déjà ancienne qu'elle attribue à des migraines. Elle interrompt son traitement à sa sortie.

Elle rentre le 10 décembre avec des douleurs dans les genoux accompagnées de craquements, avec une alopécie sourcilière commençante, et des syphilides érosives sur la lèvre inférieure, le voile du palais et l'isthme du gosier. L'état général est mauvais; la malade est épuisée, amaigrie, algide et tourmentée par des céphalées le matin et le soir. Traitement : iodure 2 gr. Frictions mercurielles. Frictions calmantes sur les genoux. Quelques jours après on interrompt l'iodure à cause des symptômes d'iodisme.

La malade devient cachectique. A la fin de décembre 1879 on note de l'ascite ; le foie est petit ; les veines abdominales sont dilatées ; les urines sont chargées; enfin survient de l'œdème des membres inférieurs.

Vésicatoire sur la région du foie. Frictions mercurielles. Iodure 3 gr. Pas d'albumine. Le ventre est moins tendu, mais l'ascite et le ballonnement persistent et ne commencent à diminuer que vers le 26 janvier. Les frictions mercurielles sont portées à 6 gr.

Le 11 février, tout épanchement a disparu ; on ne trouve plus de trace de lésion hépatique ; l'œdème et les veines sous-cutanées ont disparu, seule la tumeur de la fosse iliaque persiste.

La malade quitte l'hôpital pour le Vésinet le 25 mars 1880.

Autres exemples de syphilis hépatique (thèse de Gaillard-Lacombe).

Obs. LXXXIII. — (Obs. IX de la thèse due à M. Raymond D.., Marie, 46 ans. Hypertrophie considérable du foie. Diarrhée ; ascite ; albuminurie.

A l'autopsie, cirrhose extra et intra-lobulaire. Tumeurs gommeuses, début du mal de Bright et dégénérescence amyloïde. Syphilis ignorée.

Obs. LXXXIV. — (Obs. X, due à M. Liouville). — Femme de 45 ans. Pas d'antécédents. Exostose du tibia et du sternum. Polyurie, polydypsie sans glycosurie. A l'autopsie, tumeur de la base du cerveau ; exostose des différents os. Syphilis hépatique (cirrhose) non diagnostiquée.

Obs. LXXXV. — Une autre observation (th. de Lavarenne, 1879 syphilis hépatique) a trait à une femme de 40 ans qui sans aucun antécédent se présente à un médecin pour se faire soigner d'une ulcération de la gorge. Le médecin malgré les dénégations de la malade institue le traitement spécifique. Il en résulte une stomatite intense qui cesse par des soins appropriés, mais vers le 15 septembre 1878 la malade entre à l'hôpital Beaujon dans le service du Dr Moutard-Martin, en ce moment suppléé par le Dr Raymond. Elle présente une ascite considérable qui s'est développée rapidement. La paracentèse est faite le 6 octobre, et depuis ce moment jusqu'au 1er janvier l'opération est recommencée dix fois. Traitement : Vin diurétique, bromure de potassium, toniques.

Pas d'amélioration, amaigrissement, le liquide se reproduit rapidement.

Le 2 janvier, nouvelle ponction faite par M. le Dr Millard qui succède à M. Moutard-Martin. On retire 8 litres de liquide séreux. La ponction faite permet de constater que le lobe droit est petit, tandis que le gauche fait au niveau de l'appendice xiphoïde une saillie prononcée. Malgré la négation absolue de tout antécédent spécifique, en raison de l'aspect du foie, de la gorge, M. Millard diagnostique une hépatite syphilitique et prescrit le traitement.

Malgré les soins donnés, la malade va en s'affaiblissant, le liquide se reproduit plus lentement. La diarrhée et les vomissements forcent la malade à interrompre son traitement et elle meurt épuisée le 14 janvier.

A l'autopsie, on reconnaît un foie de couleur jaunâtre, atteint de dégénérescence granulo-graisseuse, ayant un lobe gauche énorme. La surface du foie est parsemée de cicatrices étoilées. Le lobe droit atrophié a le volume du poing et se trouve presque entièrement transformé en tissu fibreux étouffant la substance hépatique. On y trouve également quelques dépôts blancs, ramollis à leur centre et entourés d'une sorte de coque fibreuse.

Le calibre de la branche droite de la veine porte est sensiblement diminué à l'avantage de la branche gauche. Pas d'autre lésion abdominale. Cœur sain. Quelques granulations tuberculeuses sous la plèvre et au nodule tuberculeux au sommet gauche.

A l'ouverture du crâne, on trouve une infiltration séro-purulente des méninges semblant partir d'un petit foyer hémorrhagi que situé à l'union du tiers antérieur avec les 2/3 postérieurs du lobe sphéno-occipital.

Obs. LXXXVI. — Observation de pseudo-phthisie pulmonaire et laryngée (*The Lancet*, janvier 1880), citée dans les Annales de dermatologie, juillet 1880.

Le sujet, âgé de 24 ans, ignorait l'existence de l'accident primitif, mais les commémoratifs permettent de lui assigner un siège anormal au-dessous de l'œil droit. L'amaigrissement a été très rapide et la voix complètement abolie au moment où M. Poore vit le malade. Au laryngoscope on constate l'infiltration et l'épaississement de l'épiglotte qui ne peut se relever de manière à laisser voir la glotte; on aperçoit seulement la partie postérieure des replis aryténo-épiglottiques gonflés et infiltrés. Le thorax est aplati, la respiration est soufflante dans tous les points sans signes plus marqués aux sommets. La toux est fréquente, pénible, l'expectoration presque nulle. Le malade envoyé à Brompton Hospital comme tuberculeux fut reconnu syphilitique par M. Poore aux ulcérations nombreuses cicatrisées ou non qu'il présentait sur les amygdales, la luette et d'autres points du voile du palais.

L'iodure de potassium fut associé au fer et continué pendant plus d'un an et demi avec des intermittences nécessitées par des poussées érysipélateuses que son administration causa à plusieurs reprises. L'effet fut surtout marqué sur l'amaigrissement qui disparut, et sur la voix qui revint entièrement ; quand le traitement fut interrompu, non-seulement la phonation était revenue, mais la voix avait un timbre de basse qui ne pouvait faire supposer que le larynx eut été le siège de manifestations syphilitiques, dont la guérison ne s'accomplit guère d'habitude sans que les fonctions de l'organe lésé conservent quelques traces indélébiles.

Obs. LXXXVII. — *Nécrose des os du nez* ; *accidents cérébraux.* (Observation de M. Leudet, *Moniteur des sciences médicales*, 1860.

T... (Héloïse), 32 ans, entrée le 28 avril 1856, Hôtel-Dieu de Rouen. La malade prétend n'avoir jamais eu aucun accident primitif ou secondaire, ni de maladie de peau. Il y a quatre ans, le nez a heurté l'épaulette d'un soldat et, depuis, s'est mis à gonfler et à donner issue à un écoulement de matières jaunâtres, non fétides, par les narines. Quelque temps après, le nez s'est affaissé. Au sixième mois de sa dernière grossesse, la malade a perdu subitement la vue de l'œil gauche, sans autre phénomène que de violents maux de tête.

28 mai. La malade a une perte de connaissance presque complète sans paralysie. Dans la soirée, elle recouvre sa connaissance, et on note la chute de la paupière gauche, ainsi qu'un strabisme externe gauche, la pupille est immobile du même côté.

La peau du front, de la joue, des lèvres supérieure et inférieure du côté gauche est insensible; perte du goût de la moitié latérale gauche de la langue. Vision incomplète à gauche.

Il n'existe aucune douleur ou saillie des os du crâne ou des os longs.

Depuis la fin de sa dernière grossesse, la malade a une soif vive et absorbe 8 à 10 litres de liquide par jour ; l'urine est diabétique.

La malade, soumise au traitement antisyphilitique, sort améliorée le 23 juin et rentre le 12 juillet avec des douleurs vives dans l'œil gauche. On y remarque un chémosis conjonctival, de l'opacité et du ramollissement de la cornée,

Le 19. L'œil gauche suppure et se vide, puis l'anesthésie gauche diminue. Sortie le 29 août.

La malade rentre en décembre 56, présentant de l'amblyopie de 'œil droit et un affaissement de l'intelligence.

Les troubles de la sensibilité faciale et sensorielle sont revenus.

30 décembre. La malade entre dans un état comateux dont elle ne sort que le 1er janvier suivant.

Elle a un peu de stomatite hydrargyrique; pas de soif vive; pas de sucre dans l'urine. La malade quitte l'hôpital le 24 janvier, améliorée par le traitement.

Trois ans après, la malade meurt dans le marasme syphilitique le plus complet.

Autopsie. La pie-mère et l'arachnoïde sont adhérentes à la base du cerveau. Au niveau de la moitié latérale gauche du chiasma, on trouve une tumeur rosée du diamètre de 1 centimètre adhérente aux méninges.

Le nerf optique gauche est atrophié. Au sommet du rocher existe une exostose qui comprime le ganglion de Gasser.

Obs. LXXXVIII. — *Observation de syphilis larvée*, lue à la Société de médecine de Paris, dans la séance du 10 avril 1880, par M. Léon Blondeau. (*Union médicale*, nº 102.)

Il y a plus de dix-huit mois maintenant, un jeune homme de ma clientèle habituelle se plaignit à moi d'une douleur qu'il éprouvait, depuis quelques jours, à la région sincipitale. Bien que sa calvitie me permît d'examiner facilement la partie douloureuse, je n'y constatai, d'abord, ni tuméfaction notable, ni rougeur du tégument ; mais. les jours suivants, le cuir chevelu, manifestement plus coloré qu'à l'état normal, présentait une saillie très apparente, s'étendant progressivement sur une surface presque égale à celle d'une pièce de cinq francs. Ce gonflement, au début œdémateux, ne tarde pas à offrir tous les caractères de la fluctuation vraie. Le pourtour de la tumeur donnait, par la dureté du bourrelet qni la circonscrivait, l'idée d'une collection sanguine probablement suppurée. Je m'arrêtais d'autant plus volontiers à ce diagnostic que le blessé se rappelait s'être frappé violemment la tête contre l'angle du marbre de sa toilette en se relevant brusquement.

Des cataplasmes de farine de graines de lin furent appliqués jusqu'au moment où la saillie de la tumeur et sa fluctuation étant devenues plus prononcées, on l'ouvrit avec le bistouri. Cette ouverture donna issue au liquide que la tumeur contenait et qui était bien, en effet, du sang mélangé de pus.

Nous eûmes soin de laisser dans la petite plaie une mêche à demeure, de façon à empêcher la collection de se reformer. Nous continuâmes les applications des cataplasmes émollients pour y substituer, l'inflammation tombée, un léger pansement simple. La guérison, qui s'était effectuée régulièrement, paraissait définitive, lorsque, à quelques semaines de là, la même place redevint le siège du même accident, sans qu'une nouvelle cause occasionnelle justifiât cette récidive. Comme la première fois, je constatais la saillie et la rougeur de la partie douloureuse, avec cette différence très importante que, cette fois-ci, une tuméfaction œdémateuse diffuse envahissait, hors de la circonférence de la tumeur, une assez vaste étendue du cuir chevelu.

Lors du premier abcès, mon ami le professeur Guyon, qui avait pratiqué la petite opération jugée nécessaire, avait pensé que nous avions affaire à une ostéopériostite évidemment survenue à l'occasion d'une contusion, mais très probablement de nature syphilitique. Il fondait son opinion sur la marche du mal qui s'était lentement développé, sur son aspect, sur son genre même.

Le malade niait énergiquement avoir jamais eu la vérole. Il avouait deux chaudepisses fort anciennes en date; il disait bien avoir été et être encore sujet à des éruptions préputiales à peu près semblables à celles pour lesquelles il m'avait à diverses reprises consulté et qui, en effet, n'avait rien été autre chose; mais il affirmait n'avoir jamais eu ni chancre, ni érosion d'autres sortes que celles qu'avaient laissé les vésicules d'herpès, lesquelles avaient promptement disparu; il affirmait n'avoir jamais eu ni du côté de la peau, ni du côté des membranes muqueuses, aucune tache, aucun bouton. Il insistait d'autant plus sur son dire que, d'une part, il eût tout aussi bien accusé le contraire comme il avouait s'y être peut-être exposé dans le commerce des femmes de mœurs faciles avec lesquelles il avait eu très souvent affaire; que, d'autre part, très soucieux, très préoccupé des soins de sa santé, il était toujours empressé de recourir aux médecins pour les plus petites indispositions, sans jamais rien leur cacher de ce qui pouvait les éclairer.

De mon côté, depuis plusieurs années que j'étais avec lui dans des relations presque quotidiennes de camaraderie plus encore que de clientèle, je n'avais pas manqué de l'interroger maintes fois sur ce chapitre, désireux que j'étais de trouver dans des antécédents syphilitiques la raison d'autres accidents dont je parlerai tout à l'heure et dont je ne m'expliquais pas la persistance.

Cependant, malgré ces dénégations absolues, le retour si prompt et, cette fois, sans cause déterminante, de cette ostéopériostite me faisait me ranger à l'avis du professeur Guyon. Nous agîmes en conséquence. Sans plus tarder nous instituâmes le traitement mixte, — liqueur de Van Swieten et iodure de potassium, — auquel le malade se soumit sans objection. Ce traitement spécifique n'était pas commencé depuis plus de huit à dix jours que ces résultats confirmaient le diagnostic. Bientôt la tuméfaction œdémateuse du cuir chevelu cédait rapidement, puis la tumeur inflammatoire, qui en était le point de départ, s'affaissait de jour en jour jusqu'à complète résolution sans qu'il fût besoin d'intervenir autrement.

Inutile d'ajouter que le traitement fut continué après la guérison des accidents locaux, ainsi qu'il devait l'être rationnellement.

En lui-même ce fait a déjà son intérêt. Ce que je vais ajouter pour le compléter le rend plus intéressant encore. Depuis plusieurs années, ai-je dit, je voyais ce jeune homme presque tous les jours, et maintes fois, ai-je dit aussi, je l'avais questionné au point de ses antécédents syphilitiques possibles où j'espérais trouver une indication pour venir à bout d'accidents singuliers par leur allure et leur persistance.

Le malade les avait rapportés d'Alexandrie d'Egypte, qu'il habitait depuis de longues années avant de s'établir à Paris, où il était venu, du reste, dans l'espoir qu'un changement de climat l'en débarrasserait. C'étaient des accès de fièvre dont il faisait remonter le début à au moins deux ans. Revenant sans périodicité régulière, plus ou moins souvent, tantôt le matin, tantôt dans l'après-midi, tantôt le soir, quelquefois la nuit, durant plus ou moins d'heures, s'annonçant moins par des frissons que par un sentiment de malaise général, accompagnant une chaleur des plus pénibles; ils avaient résisté au quinquina sous n'importe quelle forme, aux préparations arsénicales. L'hydrothérapie méthodiquement appliquée, des saisons à Vichy et à La Bourboule, n'avaient pas eu plus d'efficacité. Rien n'avait été négligé. MM. Bartz, Noël et Henry Gueneau de Mussy, Ricord, d'autres médecins encore avaient été bien des fois appelés ; rien n'y faisait, et le malade finissait par renoncer à la médecine. J'étais d'ailleurs frappé du peu de retentissement qu'avaient sur 'économie générale ces accidents si tenaces qu'on pouvait imputer à une influence maremmatique. Non-seulement il n'y avait aucun symptôme de cachexie palustre, mais encore, le foie, la rate, le cœur ne présentèrent jamais ni aux médecins consultés, ni à moi, aucun signe d'affection organique appréciable. La rate, le foie, qui, dans la supposition de fièvre intermittente, devaient appeler notre attention, paraissant absolument dans leur dimension et de consistance normales.

Le malade n'attendait plus que du temps une guérison dont il désespérait, lorsque survint l'ostéopériostite contre laquelle le traitement antisyphilitique nous semblait nettement indiqué. Or, sous l'influence de ce traitement, non seulement l'affection locale accidentelle céda rapidement, mais encore les accidents généraux qui résistaient si opiniâtrement à tout cédèrent à leur tour, et leur guérison ne s'est point aujourd'hui démentie.

Obs. LXXXIX. — Syphilide tuberculo-crustacée datant de 3 ans; syphilis ignorée. (Observation prise par l'auteur).

St-Leg..., 45 ans, ménagère, entrée le 11 juin 1880, salle Saint-Thomas, n° 30, service de M. Fournier.

La malade est fille unique. Sa mère qu'elle a seule connue est morte très âgée et se portait très bien. Etant enfant, elle se souvient avoir eu des gourmes, des maux d'yeux; elle accuse des antécédents nettement strumeux. Menstruation régulière, flueurs blanches abondantes dans sa jeunesse. Variole à 12 ans, pas d'autre maladie.

La malade a été mariée à 16 ans; son mari qui était voiturier se portait très bien et ne paraît pas d'après l'interrogatoire de la malade avoir eu des manifestations syphilitiques. Elle a eú de son mariage 13 enfants. Sur ce nombre, 2 seulement survivent et se portent bien. Elle a eu 4 fausses-couches de trois mois et demi à quatre mois. 7 enfants sont morts en bas âge au troisième ou quatrième mois de leur existence. Ils n'ont jamais eu de boutons sur le corps et sont morts d'épuisement avec un gros ventre et de la diarrhée.

La malade nie absolument toute espèce d'antécédent syphilitique. Elle raconte seulement qu'il y a 7 ans, elle eut des douleurs dans les deux genoux, douleurs qui gênaient la marche et étaient plus intenses le matin. Il y a 4 ans, elle eut au niveau de la partie supérieure du sternum une petite tumeur qui se ramollit, perça et donna issue à du pus; la lésion fut cicatrisée 6 mois plus tard. Aujourd'hui, il reste une cicatrice blanche, un peu déprimée, de la largeur d'une pièce de 2 fr., cicatrice non adhérente au sternum.

La malade entre à Saint-Louis pour se faire soigner d'une syphilide tuberculo-crustacée type de la région de l'épaule gauche et d'une syphilide ulcéreuse du sourcil et des paupières.

L'éruption de l'épaule a débuté il y a trois ans par une petite grosseur du volume d'un pois située au centre de la lésion actuelle. Cette grosseur creva, laissa échapper de l'humeur, puis l'ulcération se ferma. Tout autour de ce point, se développèrent des croûtes lesquelles détachées avec les doigts, laissaient à nu une surface ulcérée et suintante.

Actuellement, la lésion occupe exactement le moignon de l'épaule gauche; elle est constituée au centre par une vaste cicatrice blanche sans pigmentation. Cette cicatrice est limitée à la périphérie par la lésion dite tuberculo-croûteuse. Celle-ci dans son ensemble à une disposition parfaitement cerclée, mais ce cercle est interrompu, fragmenté en segments semi-annulaires se touchant presque, confinant par leurs extrémités. On compte ainsi 7 de ces demi-anneaux assez distinctement dessinés. Ils sont constitués par des croûtes exubérantes, agglomérées, de couleur rouge, brunâtre ou même verdâtre. Tout autour, la peau est hypérémiée et épaissie.

Ces croûtes recouvrent des ulcérations qui sont à nu sur certains points et sécrètent un peu de pus. Cette lésion est indolente.

Du côté de la face, les lésions ont débuté il y a dix-huit mois.

Une de ces ulcérations en demi-cercle part de la base du nez pour aboutir au milieu de la paupière supérieure. Une autre ulcération moins considérable occupe la paupière inférieure. L'œil est sain, mais la lésion a provoqué une blépharo-conjonctivite.

Ces ulcérations ont pour caractère d'être nettement entaillées par leurs bords, irrégulier par leur fond qui est recouvert d'une sanie purulente. Rien à la gorge. Pas de phénomènes généraux.

Les mêmes lésions ulcéreuses s'étendent au devant de l'oreille droite sur la région parotidienne jusqu'à l'angle du maxillaire inférieur.

Depuis neuf mois, la malade prend 2 cuillerées de sirop de Gibert par jour. Pas d'autre traitement.

Traitement. Cataplasmes de fécule sur les croûtes. Pansement de toutes ces lésions avec le taffetas de Vigo. Sirop de Gibert et iodure de potassium

A la date du 24 juin, on ne trouve plus qu'une vaste surface cicatricielle occupant la place de la lésion. Le centre n'a pas changé. A la périphérie, une cicatrice polycyclique a remplacé les croûtes épaisses. Dans quelques points seulement on note encore une desquamation croûtelleuse, mais la peau ne présente aucune trace d'ulcération.

Les lésions de la face sont guéries.

En somme, le traitement local et général a duré quinze jours et la malade a guéri en bien peu de temps d'une lésion qui avait débuté il y a trois ans.

TABLE DES MATIÈRES

Paris. — A. PARENT, imprimeur de la Faculté de Médecine, rue M.-le-Prince, 29-31.

www.ingramcontent.com/pod-product-compliance
Ingram Content Group UK Ltd.
Pitfield, Milton Keynes, MK11 3LW, UK
UKHW020408230726
13925UKWH00003B/1313